女人
开心药典

佟彤◎著

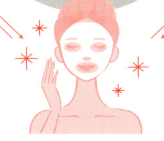

湖南科学技术出版社　博集天卷
CS-BOOKY

图书在版编目（CIP）数据

女人开心药典/佟彤著．— 长沙：湖南科学技术出版社，2017.7
ISBN 978-7-5357-9332-4

Ⅰ.①女…　Ⅱ.①佟…　Ⅲ.①女性—养生（中医）　Ⅳ.①R212

中国版本图书馆 CIP 数据核字（2017）第 124496 号

上架建议：女性◎健康生活

NÜREN KAIXIN YAODIAN
女人开心药典

著　　者：佟　彤
出 版 人：张旭东
责任编辑：林澧波
监　　制：蔡明菲　邢越超
策划编辑：李彩萍
特约编辑：汪　璐
营销编辑：李　群　张锦涵　姚长杰
封面设计：刘红刚
版式设计：李　洁
出版发行：湖南科学技术出版社
　　　　　（湖南省长沙市湘雅路 276 号　邮编：410008）
网　　址：www.hnstp.com
印　　刷：北京正合鼎业印刷技术有限公司
经　　销：新华书店
开　　本：889mm×1194mm　1/16
字　　数：149 千字
印　　张：14.5
版　　次：2017 年 7 月第 1 版
印　　次：2017 年 7 月第 1 次印刷
书　　号：ISBN 978-7-5357-9332-4
定　　价：38.00 元

质量监督电话：010-59096394
团购电话：010-59320018

目录

——————

contents

——————

第二章

肝郁——女子"以肝为先天"

身体太过安逸，很少运动，体内的蛋白质缺少消耗的机会，
大脑也就不会主动地调整睡眠，失眠、抑郁等就此发生。
这些其实就是闲出来的毛病，而社会的发展、经济的发达，
正在不断地给每个人提供安逸悠闲甚至闲出毛病的可能。

目录

————

contents

————

第三章
心火——高效率生活惹的祸

中国古代的各种养生方式虽然不同，但宗旨是一个，都是把降低欲望作为养生的要务……"恬淡虚无，真气从之，精神内守，病安从来"——只要心里安静了，疾病就减少了。

目录

contents

第四章

气血虚——"无病呻吟"不容小觑

月经的正常与否，是女性健康最准确的信号，也是引起情绪变化的重要身体因素。对女人来说，中医的调经就是保养身体，只是这个保养是分步骤的，按照中医的说法，要分三步走，分别是经前调气、经期调血、经后补肾。

目录

contents

———

———

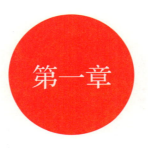

第一章

我们
为什么会
不开心

女 人 开 心 药 典

1. 人的痛苦是对自己无能的愤怒

2016 年 9 月的时候，相声演员郭德纲和曹云金拉开了"檄文"对战。作为旁观者，虽然无从判断孰是孰非，但郭德纲文章的清楚逻辑和妙趣文笔，还是让人多看了几眼。我发现文中他用到了一个句子："人的痛苦都是对自己无能的愤怒。"

这话最早是王小波说的，放在郭德纲说这句话的语境，结合之前曹云金涕泪交流的叙述，不由得想到了"笼中困兽"这个词。某种程度上，郭和曹都身处笼中，挣脱无望，非此不可能有这样激烈的文字交战。

其实不单他们，人们的痛苦，时常是自己加给自己的，是自己非要钻进笼子里去，甚至事先给自己造一个笼子，特别是后者，更多见。于是我们就见到了众多因所愿未遂而愤怒或抑郁者，他们一边为中医说的"肝郁"所苦，一边错误地认识着自己。

"肝郁"是中医概念中与情绪、心理关系最密切的。"肝郁"的发生，大多起因于愤怒，就是生了一场气。而现在的研究也发现，除了感染和外伤，几乎没有一种疾病是纯粹身体的、生理的，都多多少少地与情绪、精神有关系，都是"身心与共"的。因此，生气导致的"肝郁"，是多种疾病的诱因。

我认识一个著名的心理督导师，很多患晚期癌症或者被医学宣布不治的人来找他，想通过心理疏导和入定练功的方式，调遣身体的潜能，在无药可治的绝路上寻求自治、自愈。

他在看病的过程中发现，几乎每个病人回望过去的人生，都有至少一次重大的情感挫折、情绪震荡。即便没有如此明显的独立事件，因为职业或者生活的原因，很多年处于紧张、压抑之中，以至于他们已经习惯了这样的紧张和压抑，自己都不觉得是个事儿了。而这样的情绪，就是伤身甚至得癌的原因。

如果深究这些致病情绪的起因，不排除有先天的性格问题，但归根结底，是他们对自己、对世界的错误认知，尤其是他们错误的世界观和价值观，这就是使他们与世隔绝的笼子。

中医说的"肝郁"，之前一直被认为是女人的专利。从医学上讲，雌激素升高是"肝郁"的物质基础；从社会层面上分析，则起因于女人的见识问题，至少在以前，女人的见识是不及男人的。用有限的见识去见识无限的世界，自然就要因为无能、吃力而愤怒、"肝郁"。

但见识并不等于境界。我有一个朋友，坚信"行万里路"优于"读万卷书"，尽一切可能出去旅游。十几年下来，几十万里路走完，她不过是更加熟悉列车时刻表、航班打折信息，见识见涨，境界却依旧，仍会在朋友圈中以励志的方式指桑骂槐，点评鸡汤文的那几句话中，满布愤怒的硝烟……因为她是以躲开读书的心思去行路的，并没有在行路的时候体悟和自省，怎么能指望她把见识跃升为境界，又怎么可能不时时愤怒？因为陪伴她的仍旧是对自身的错误认知，通俗点讲，就是不能客观地评价自己。这种不客观，也直接导致了对世界欲求的不客观、对他人回馈的不客观，总是让她生气、郁闷，觉得不公平，觉得自己冤屈。这样的心态之下，怎么可能期望有一个健康的身体？

说到养生，很多人都希望找到名医秘诀或几个食疗偏方。事实上，中医养生的最高境界，早已脱离了医学和药物。中医养生的结论，早就明朗地写在了经典里，这就是"仁者寿"，意思是，只有仁爱之人才能长寿。

而所谓"仁者"，爱人是第一要务，一如孔子说的"仁者爱人"。我们见到的长寿老人，除了鹤发童颜，一定还有面容和善的气质。他们对别人的宽容、对世界的接纳，最大限度地节约着他们的生命能量，不会因为和别人较劲而枉费心力，长寿自然是水到渠成的事。

想要有如此的胸怀，是有前提的。首先要清楚地了解自己，而且能平静地接受这种能力带来的生活乃至命运，所谓"随遇而安""安之若素"，是仁者处事的常态。这不是消极，而是以积极心态包容外界之后产生的平静。

有了这样的平静，才不会觉得全世界都亏欠自己，那个令人交困的笼子对这种人来说其实是不存在的，因为那原本就是人无能认识自身时筑起的藩篱……郭德纲把那句话用在他和曹云金的对战之中，因为他们二人都没有客观地认识自己，怎么可能再去理解和包容别人呢？而这样的错误认知是人之常情，痛苦、愤怒也就由此而生了。

2. 身体不舒服，心里就不痛快

　　让我们不开心、不快乐的原因，除了心理，比如上述的认知错误导致的痛苦、愤怒，肯定还要牵扯身体、生理，身体不舒服本身就可以让人心里别扭、委屈。如果用中医理论总结，情绪上是因为"郁"，身体上是因为"虚"。这两个原因相互影响，而且在当下已经不独是每个人自身的问题，还牵扯社会和环境。从某种意义上说，"郁"和"虚"是社会、环境造就的人们共同的身心问题，也是社会发展躲不开的归宿之一。因此，我们才会在经济发达了、生活变好了之后，反倒经常不痛快、不开心。

　　人的心理和情绪的产生，虽然是无形的、眼睛看不到的，但却是有物质基础的。简单一点讲，情绪和心情，都是大脑的神经细胞活动的产物。

　　我们的民俗中说，额头宽、"大奔儿头"的人聪明，为什么？因为在额头后面，是我们大脑中最高级的部位——额叶。我们总是把大脑比作人体的"司令部"，那么，额叶就是"司令部"里的"司令"了。额叶负责人类智力中最关键、最敏感的部分，生活中一些关键的举措、微妙的情感，都出自额叶，是额叶的脑细胞活动的结果。

　　由此提示一点：情绪和心理，与身体结构之间有必然联系。身体的很多微妙变化，在形成明显的病症之前，在我们能感知到之前，就开始影响我们的心理和情绪了。

　　中医里有个名词叫"嘈杂"，形容的是胃的一种感受，不是疼也不是痒，不是饿也不是饱，就是胃里不舒服，好像扎扎乎乎的。这种只能意会不能言传的感受，中医将之称为"嘈杂"。如果不学中医，没有这种感受的人，可能很难体会到。

　　以此类推，很多身体的微小变化，可能连"嘈杂"的这种明确度都没达到，就已经足以带来不适了。这种不适在病人表达清楚、医院的各种化验发现问题之前，通过身体极其敏感的感受，上传给大脑，直接影响产生感情的大脑皮质。让我们不开心的坏情绪，就这样出现了。

　　只不过因为这种感觉很细微，细微到不能言表，不能找到明显的物质基础，人们很容易把这种不开心简单地视为思想问题、感情问题。事实上，一个身体非常健康、很有活力的人，除非遇到特别重大的外因，他一定总是乐呵呵的，心情总是舒畅的。这一点，可以看看小婴儿。

　　婴儿的敏感度，远远超过大人，因为很多身体的感受器在婴儿阶段还没有退化。婴儿能感受到的东西比成人要多得多，但婴儿还不会说话，哭就是他们唯一的表达方式。所以，一个健康的孩子，是很少哭闹的。有经验的儿科医生或者母亲，从不哭不闹就可以判断这是个壮实孩子，身体没什么毛病。相反，身体弱的孩子，即便是出生时各个指标都在正常范围内，他们也会经常用很小的声音长时间地哭闹，因为这是他们表达身体不舒服的唯一办法。

　　我们的身体的灵敏度，有时候是不在医学仪器测量范围内的，虽然后者是诊断疾病的"金标准"。

　　我有一个朋友，在没有崴脚的情况下，脚大蹈趾经常红肿疼痛。医生怀疑有痛风问题，但是几次检查血尿酸又都是正常的，医生只能嘱咐他继续观察。结果，在不久之后，脚痛再次发作时，血尿酸终于出现了异常。

　　一个急诊室医生告诉我，他们曾经收治了一位年轻男士，特别典型的心绞痛。但是，当时的心电图和心肌酶这两个判断心绞痛的关键检查结果都是正常的。病人一看正常，就急着出院回家，医生让他等等再测，结果再测还是正常，医生还是不放心。这时候，病人有点急了，又是夜里，不让回家，他怀疑医生是"过度诊疗"，要赚他钱。好在家属是明白人，愣是按着他又化验了一次。这次，一直正常的心肌酶一下子升高很多，典型的心梗发生了，幸亏还在急诊室，马上进行治疗，才躲过了一劫……

　　有的时候，医学仪器提示的"正常"，不过是身体的异常还没明显到能被仪器感知到。但在这之前，我们的心理是可以感知的，由此产生的负面情绪，其实也是疾病的症状之一。

3. 突然很怕死的他，真的在半个月后去世

北京市有个老领导，因为看了我的书联系到我，要咨询健康问题。见我的那天前一周多，他刚因为心梗做了心脏冠脉支架手术。这个老领导，平时除了看书和运动，没什么其他爱好，每天都要在跑步机上运动两小时，一天不运动就觉得难受。他找我的原因之一是支架手术后体力不好，不能运动了，他为此觉得心里很郁闷。

一些运动的人会迷上运动带来的快感，这可以解释很多运动习惯了的人不运动的时候的不舒服。但这个老领导不是，因为他咨询我的所有问题，都带着强烈的担忧和畏惧，包括不能运动这件事，几乎成了折磨他的心结。他非常担心不运动身体会变坏，心脏病会复发，就要再做支架。更直白点说，他非常怕死。

一个一生豁达的人，为什么会突然变成这样？这种感觉绝对不是空穴

来风，就在我的担心之中，和他见面后不到一个月，他居然再次心梗发作，而且没能抢救过来……

我的一个亲戚，年近八旬，之前有高血压和房颤的病史，但用药维持着，一直很好。有一年春节，她突然觉得情绪低落，那天，她对家人抱怨说，过春节，自己仍旧很沮丧，什么高兴的事情都没有。这句话说完后半小时，她坐在桌边吃饭，突然就失去了意识，送到医院发现是大面积脑梗，最终没能抢救回来。她抱怨自己沮丧的这句话，是她留在世上的最后一句话。

胸痛是一种常见现象，引起胸痛的原因有很多，有能要命的心绞痛，还有不要命的肋间神经痛等，怎么区别呢？

医学上除了形象地描述两者不同的疼痛程度和性质之外，还有一个关键的指标：心绞痛的时候，病人自己有"濒死感"。濒死感是什么意思呢？就是这个人胸痛的时候，冥冥之中感到死亡将至，对此产生从未有过的畏惧感，特别担心自己的生命安危。而这种情绪，在肋间神经痛的时候是不可能产生的。这种胸痛，身体给心理和情绪提供的直觉不同，病人从心理上都能觉出：这次胸痛，来者不善……

由此可见，人的心理变化、情绪波动，未必就是心理和情绪本身，很有可能是身体出问题时的预警。反过来说，想解决情绪问题，让自己开心，就不可能离开对身体的治疗和保养，也就是说，开心是要以强身为基础的。

4. 让女人不开心的三大病证：
肝郁、心火、气血虚

    说到不开心，女人比男人更容易发生，因为从情感上说，女人更细腻，这种细腻不仅指的是对外部刺激的敏感，还有对身体不舒服的反应。女人更能体察到自己身体的微妙变化，而能引起女人不开心的身体问题，涉及西医的神经系统、内分泌系统；在中医，主要是"肝郁""心火"和"气血虚"。如果把这些问题治好了，在身体好的同时，心情也就好了。

    "肝郁"的问题，出在中医说的"肝"上。但这个肝不仅包括西医解剖位置上的那个肝，还涉及内分泌系统、造血系统、神经系统等等。中医讲，女子"以肝为先天"，什么意思呢？是说中医的五脏之中，"肝"对女人最重要。这个肝，除了和血有关，还与情绪有关。

    中医的"肝"有个特点，是必须要条达，所谓"肝木条达"。因为中医的"肝"和自然界的木对应，木是笔直的、刚硬的，不能随意弯曲。中医的"肝"和木的性质近似，不能被压制，不能郁滞，压制了、委屈了、郁滞了，就要"肝郁"。"肝郁"之后，不仅会心情不好，各种疾病都可能产生，其中就包括生血功能受影响，最典型的是林黛玉。

　　林黛玉起病于"肝郁"，那是她的个性和境遇使然，最终因为虚弱衰竭而死的时候，林黛玉是气血双虚到了极致。按西医解释，林黛玉得的是肺结核，是痨病。而结核还可以累及子宫、输卵管，引起子宫内膜结核、输卵管结核等妇科疾病，导致月经失调，逐渐消瘦，甚至不治。中医对此的诊断是"干血痨"，也有人称为"肝血痨"。顾名思义，"肝郁"导致血虚到极致了。林黛玉从生病到死亡，就是"肝郁"作祟。这种人，除了

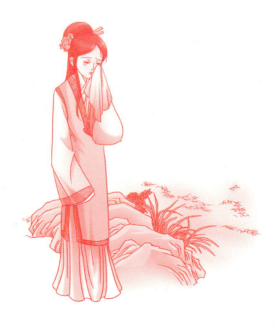

身体不好，心情也不好，郁郁寡欢甚至可能抑郁而死。所以，女人要想开心，不"肝郁"是前提之一。

"心火"，是影响心情的第二个身体因素。如果说"肝郁"是"郁郁寡欢"的话，"心火"就是"惶惶不可终日"。

和中医的"肝"不等于西医的肝一样，中医的"心"也不只是我们跳动的心脏，更牵扯中枢神经系统，因此和我们的思维、情绪密切相关。

"心火"旺的人，总觉得心里烦，夜里睡不好，白天也急乎乎的，甚至百爪挠心，坐立不安，好像总有人拿着鞭子抽着自己往前走，像陀螺似的停不下来。这应该算是当下的社会病了，非但女人，整个社会都急乎乎的，每个人都"火"大得很，这一切，都是高效率生活惹的祸。

为了迅速改变生活现状，在过去很长时间里，"抓紧时间""高效率生活"一直是整个社会追求的目标。其实，这样的生活是很不人性的，某种程度上是"心火"过旺的原因，也是结果。

你想想，把一天当三天用的高效率，如果没有足够的或者说过高的热量、火力，怎么支撑得下来？而这种过旺的"心火"，一方面影响着心情的安稳、泰然，一方面消耗着人体的根本——人体之阴。

中医说的阴虚，是人体受伤比较严重的程度，大多由各种脏腑之火消耗所致。其中"心火"对人体之阴的消耗最大，阴虚又反过来加重"心火"。这种人会在心身互相影响下，进入一种恶性循环，每况愈下。

和"肝郁""心火"不同的另一种让人不开心的身体问题，是气血虚。

所谓病病歪歪的，虽然不是什么严重的大病，但因为长时间疾病缠身，气血很虚，性格和心情也被病"拿"得变坏了。

这一点，即便没有学医的背景，也很容易想通。一个人身体不舒服，总是这儿疼那儿疼的，虽然不是激烈的、急性的疼痛，但始终存在，肯定影响心绪。特别是上了年纪的女性，多是这种经年已久的虚损，使她们的心情变得很糟糕。

"肝郁"的人可以一点就着，甚至是暴脾气；"心火"的人是按捺不住地急；气血虚导致的心情不好，多是和缓持久的抱怨、哀伤，强度低于前两者，但持续时间很长，甚至就此改变看世界的态度，变得很悲观、很灰色。

心理学上总举一个例子，说同样是半杯水，乐观的那个人就觉得，不错，还有半杯水呢！悲观的那个就觉得，坏了，只剩半杯水了！乐观和悲观，很大程度上与身体的状况有关。

我小时候晕车很严重，有一次从北京坐车到天津，在车上吐得一塌糊涂。一起去的一个叔叔，穿了一件带金色扣子的呢子大衣，他一直帮忙照顾我，但是我快烦死他了！甚至在那次晕车之后的很长时间里，我想起金色扣子就会晕……道理很简单，身体好的时候，看什么都顺眼，不舒服的时候肯定看什么都别扭。有些时候，身体的不舒服还没清楚地感受到，心里的不痛快已经出现了。这就更容易让人忽略身体的问题，误以为那就是一个坏脾气的人呢。

5. 中医的五脏与西医的五脏

中医没有解剖学，这是熟悉中医者所共知的。很多人认为这与中国的文化传统有关系，甚至是当时中国人的保守意识，影响了解剖学的发展，毕竟"身体发肤，受之父母"嘛。

事实上，如果你看过中医经典就能发现，在成书最早的《黄帝内经·灵枢》中，就有了解剖学的雏形："黄帝问于伯高曰：余愿闻六腑传谷者，肠胃之小大长短，受谷之多少奈何？伯高曰：请尽言之，谷所从出入、浅深、远近、长短之度。唇至齿长九分，口广二寸半。齿以后至会厌，深三寸半，大容五合。舌重十两，长七寸，广二寸半……"再仔细看看经文所载十二经脉的循行路线，如果没有足够详尽的解剖学知识，根本就无法这样细致描述。

因此，不是中医没有解剖学，而是中国古人有意放弃了解剖学思路，根本就没有打算从形态结构入手，而是启用了比解剖学更高的思路。中医是从人体的系统功能入手，是跳出"形而下"，跳到"形而上"。因为以这样的方式来看待身体、看待疾病，能最大程度地保持生命的"原生态"，没有破坏性，更能客观全面地感知生命。

遗憾的是，西医在一百多年前进入中国时，因为翻译借用了中医五脏的概念，人们对中医的误解也就由此产生了。

简单讲的话，首先，中医的五脏不是定位性的。中医说的"肾"不仅指长在腰部的那个负责泌尿的器官，其他脏腑也不能和西医解剖学上的器官画等号。其次，中医的五脏，强调的不是结构，而是功能。既不是定位的，又不是结构的，这两个特点加在一起，我们就可以理解中医的五脏。虽然称谓上和西医的五脏一样，都称心、肝、脾、肺、肾，但中医的五脏更确切一点说，是对一系列器官功能的总称。

但是，毕竟中医分了心、肝、脾、肺、肾五脏，它们又各自和西医的哪些器官系统有关呢？

一般来说，中医的"心"，和心脑血管系统、神经系统有关；"肺"和呼吸系统、皮肤，甚至消化系统有关；"胃"则主要是消化系统；"肝"除了消化系统，还牵扯造血系统、内分泌系统和生殖系统；到了"肾"，不仅包含了生殖系统、泌尿系统，还牵扯人体总体的能量代谢系统。

涉及器官的时候，中医的五脏之间有相互平行的关系，比如心气虚和脾气虚，描述的是不同器官组织的功能的减弱。心气虚侧重于循环系统，脾气虚侧重于消化系统，这些器官组织之间的关系是平行的，各司其职。

但是，在这个平行关系以外，还有程度上的差异，就是纵向关系。这个纵向关系主要体现在中医"肾"的概念上。中医的"肾"与"心""肝""脾""肺"相比，是更深了一层。如果从病情上说，到了"肾"这个程度，病情就往往比较晚期或者严重了，这就是中医说的"久病及肾"的意义所在。

如果把人体比作一棵大树，中医说的"肾"就是大树的根子，其他四脏则是树干树叶。到了"肾虚"这一步，就类似于大树伤到树根了，不管什么原因伤到了树根，都会反过来影响树叶树干的状态。

所以，这个人只要"肾虚"了，不管是衰老导致的自然的"肾虚"，还是疾病外伤导致的未老先衰的"肾虚"，身体功能都会全面下降，树叶和树干的状态都不会好，可以出现呼吸系统功能的下降、消化系统功能的下降，当然也可能有性功能的下降，因为它们都是身体功能的一部分。所以，"肾虚"绝对不等于性功能下降，这是民间最容易误会的，这样对中医的理解就太狭隘化了。

反过来，无论是呼吸系统功能还是消化系统功能，如果下降了，而且得不到遏制，都会一步步地拖累整个身体。就好像先是一根树枝干枯了，接下来累及另一根树枝，树枝干枯得多了，树就要死了，树根自然也无从生存，这就是"久病及肾"了。所以，无论是心脏病还是肺病、肝病，发展到晚期时，如果看中医，补肾药是不可少的，甚至可以用补肾药使这些病入膏肓者起死回生，比如给心衰的人用附子，肝衰竭的时候用熟地黄，呼吸衰竭的时候用肉桂等，就是从一棵大树的根子培植养护入手治病。根子能养好，叶子和树干也就不成问题了。

6. 坏情绪和身体是怎样互相伤害的

中医有"五志对应五脏"之说。"五志"指的是喜、怒、悲、思、恐五种异常的情绪,它们会对中医说的不同脏腑造成伤害,分别是"喜伤心""怒伤肝""悲伤肺""思伤脾""恐伤肾"。这五种异常情绪的出现也分别和相对应的五脏的病状有关系,甚至可以说,这五种情绪的变化,是五脏的问题引出的结果。

(1)喜伤心

喜伤心的典型例子,就是《儒林外史》里的"范进中举"。一个落魄书生,几次考举人不中,在他已经绝望的时候,突然传来了好消息,居然考中了举人!这个好消息让他乐极生悲,居然当时就乐疯了,这是一个典型的喜伤心的例子。

中医说的"心"，并不是仅仅我们跳动的心脏，这一点，古人在造字的时候就关照到了。在"心""肝""脾""肺""肾"这五脏中，唯独"心"这个字，是没有月字旁的。因为在中国文化及中医的认识中，这个"心"不是单纯指跳动的心脏，还包括我们看不到的思维、精神，比如"心事""心思"等等。不纯是结构上的，所以特意不带月字旁。因此，被过度的喜悦所伤的，也一定不只是心脏。

虽然过度的兴奋会导致心脏病发作，每次世界杯、奥运会这样激烈的赛事上，都会有球迷或者观众因为观赛而突发心脏病，但中医说的"喜伤心"，更强调的是看不见的、和心情有关的"心"，也就是西医说的中枢神经系统，过度的喜悦或者惊吓，可以导致一种称为"突发性精神障碍"的疾病。比如南京的宝马车司机突然失控撞人，法医最后鉴定的结论就是，肇事者有"突发性精神障碍"，这和中举之后精神错乱的范进一样，是烈性精神刺激的结果，从西医角度，属于精神系统疾病的突然发作。

反过来，一个精神有问题的人，特别是亢奋的、躁狂的精神疾病患者，如果看中医，多会被诊断为"痰迷心窍""心火亢盛"，是他们的"心"出了问题。这个"心"的失职，首先就是情绪的失控，人会喜怒无常。其中，无常的喜更常见。众所周知，一个精神不正常的人，更容易"傻笑"。"傻"就是中医的"心"出了问题。毫无意义，甚至和场景不符的"笑"，就是心病的症状。

（2）怒伤肝

同样，中医的"肝"，也不仅仅指我们的肝脏，还涉及神经系统、内分泌系统。生气之后血压升高，甚至各种出血而死的大有人在，很多脑出血的病人，发病前都有暴怒的经历，人是真的可以被气死的！

1931 年，一位著名的生理学家发现了一种叫作交感素的化学物质，发现它在情绪与器官功能之间发挥着重要的作用。后来，经瑞典生理学家确认，这就是去甲肾上腺素，这个研究获得了 1970 年诺贝尔生物化学奖。

一旦暴怒，就会促使身体释放大量肾上腺素和去甲肾上腺素，引起血脂水平升高，并激活血小板，促进斑块破裂，这就可能诱发血栓的形成，也就是心梗和脑卒中发病的基础。《欧洲心脏杂志》分析研究发现，愤怒出现两小时内，心脏病发作的风险是平时的 4.7 倍，脑卒中的风险是平时的 3.6 倍，而如果让中医诊断，都属于"肝火旺""肝阳上亢"。

除了暴怒，还有长期的憋屈和郁闷，也是要伤中医说的"肝"的。这在女性更多见，影响的主要是内分泌系统，导致"下丘脑—垂体—卵巢"这条与月经、生育有关的内分泌轴出现偏差。中医的"肝"一定要"条达"，就是功能要顺畅，这也是内分泌系统健康的条件。内分泌系统的功能一定要平稳，才能不紊乱，这个平稳就是"条达"的意思。很多女性在一次生气或者剧烈的情绪激动之后，月经会失调，如果求助于中医，一般要从疏肝入手。

从另一方面看，"肝郁"本身也是坏情绪的基础。有人对女性犯罪做了调查，结果发现，她们的犯罪日期大多集中在月经期。从医学上分析，此时，女性体内的雌激素处于高限，雌激素过高在中医研究中已经被认定是"肝郁"的基础之一。也就是说，这些女性犯罪者，很可能是生理因素使其心理情绪失控了。

（3）悲伤肺

因为雾霾天越来越多，人们都在想能有什么办法将雾霾造成的伤害降低，我因此常被网友问：有没有能清肺的食物？问我之前，他们已经从网上找到了各种偏方，其中多是黏黏的东西，比如银耳、木耳、燕窝之类的。他们觉得这些黏东西，可以把吸进肺里的毒素粘出去。这种卡通感极强的思维，与人们误解中医"悲伤肺"的思维如出一辙。

吸进去的雾霾以及它携带的毒素，是不可能被粘出来的。道理很直观，因为你吃进去的东西进入的是胃，消化之后才能到全身，早就没有了你所希望的粘力。如果说这种误会是出于对身体、对医学的不了解，那么将"悲伤肺"理解为伤心会损伤肺脏，就是对中医的不理解了。

中医说的"肺"，不仅包括我们呼吸的肺和呼吸道，还涉及人体的免疫系统。中医讲"肺主卫外"，这个"卫外"指的就是抵御外邪的能力，就是免疫系统的功能。

过度悲哀、消沉，人的免疫力是要降低的，这一点最明显地显现在癌症病人身上。癌症研究者发现，三分之一的癌症病人是被吓死的。这些人在被诊断患有癌症之后，变得极度悲观，由此萎靡不振直至一病不起。究其原因，是悲观的情绪使免疫力明显下降，由此给了癌细胞繁殖和扩散的机会。所谓"哀莫大于心死"形容的也是这种心理状况，他们因为悲哀失去了活下去的勇气，没有心气了。所以，"悲伤肺"更准确的解释是，悲伤会使人的免疫力降低，可以导致包括肺在内的全身任何一处器官组织的损伤。

《红楼梦》中的林黛玉，是死于"痨病"的，就是结核病，这在过去是不治之症。众所周知，结核病是传染病，既然是传染病，为什么大观园里的其他女孩子不被传染，唯独林黛玉得了，而且最终不治而亡？因为她始终处于悲伤中，免疫力的持久低下给了结核分枝杆菌肆虐的机会。

反过来，一个人如果属于中医所说的肺气虚，整个体质都是偏弱的，"卫外"功能不强，那就会比其他人更容易怕冷，更容易感冒，更容易过敏，总之更容易为各种外邪入侵，从情感上说，也因此多了顾影自怜的机会。

（4）思伤脾

旧时形容文人的时候经常说"手无缚鸡之力"，他们的肌肉体量很小，不能负重。为什么他们的肌肉会那么无力呢？除了缺少锻炼，还有一个原因是他们用脑太多，思劳过度导致了脾虚。中医讲，"脾主肌肉"，脾虚的人，肌肉都是无力的。

中医的"脾"，涉及消化系统、造血系统等，其中消化系统是"脾"包含的重要内容，所以我们说脾虚的时候，一般都意味着消化不好，胃肠有毛病。

人的胃肠消化系统，被称为人体的"第二大脑"，意思是，它是仅次于大脑的、全身对情绪精神变化反应最敏感的器官系统。也因此，中国素来有"女人靠睡，男人靠吃"的说法，因为吃和睡这两个与健康关系最密切的生活细节都和思有关，也都和中医的"脾"有关，它们一起决定了脾这个"后天之本"的强弱。

卵巢是女人最重要的内分泌器官，它分泌的雌激素、孕激素等，是女人健康的保障。但卵巢要听令于下丘脑和垂体，形成一条"下丘脑—垂体—卵巢"的内分泌调节轴。处于最上层的下丘脑，还要听令于大脑皮质，后者就是人们的情感中枢，我们的心情好坏都由这里决定。

如果大脑总处于紧张中，心情总是不好，这个调节轴就要跑偏，最终就要影响到卵巢，它分泌的激素也要出问题。只有在睡眠时，大脑是彻底放松的，对内分泌的影响才最小。所以，好的睡眠是恢复身体的最佳保证，而一个睡眠好的人，神经也多是"大条"的，肯定会显得年轻，因为她们的内分泌不会轻易被干扰，这就是"女人靠睡"的道理。

"男人靠吃"同理，只不过这个吃不是胡吃海塞，想吃什么就吃什么的意思，而是吃下去的东西吸收得好，想做到这一点，其实靠的也是心情。因为胃肠吸收功能受情绪、心情的影响最大，所以才有"食不甘味"这个成语。

精神紧张时，就是硬吃进去，也无法被很好地吸收，长期如此，自然会影响到健康。

反过来，一个脾虚的人，气血肯定是虚的，因为脾为"后天之本"，人出生之后，身体的强壮与否，都是由脾气的强弱决定的。我们吃进去的食物，要通过脾气的运化变成身体的营养。脾虚，营养无法被吸收输送到全身，气血也就不可能按需供应给各个脏腑器官，肌肉筋脉就缺少气血的濡养。中医在辨证疼痛的时候，有一种痛是虚引起的，所谓"不荣则痛"，它和"不通则痛"的瘀血引起的疼痛的性质完全不同。"不荣则痛"的痛是虚痛、钝痛、慢性的疼痛，这种疼痛比"速战速决"的尖锐疼痛更要消磨人的意志力，由此产生所谓的"无病呻吟"，影响情绪、性情。一个病病歪歪的人，不会有很好的脾气。而脾虚的人最典型的特点就是病病歪歪，这也是用脑过度、心思过度者的"职业病"。

（5）恐伤肾

"恐伤肾"的例子，可以看看贪官被抓捕时的情景。

曾经有人透露，在抓捕贪官的汽车座位上，要提前铺一张塑料布，因为很多贪官被抓后，坐进汽车就吓得小便失禁了，就是俗话说的"吓尿了"。

这种情况在任何人身上都可能发生，只要是剧烈的惊吓，大脑受到巨大的刺激，都可以造成小便失禁，用西医解释就是：突然的精神刺激，影响了大脑皮质这个最高中枢的功能，使大脑皮质功能失调了，不能约束它的下级，控制大小便的中枢就是这些失控的下级之一，人就因此吓尿了。

中医说的"肾"，不仅包括泌尿系统的肾和膀胱，还涉及中枢神经系统等很多方面。说得形象一点，如果把人体比作一棵大树的话，中医的"肾"，就是大树的根，树根出问题的时候，树叶、树枝都会受影响。所以，中医的"肾"涉及身体的各个器官系统，而且当这些器官系统受到重创或者生病到后期，导致虚弱、功能不足时，通俗点讲就是伤到根儿的时候，中医都称之为"肾虚"。神经系统受到强烈的刺激时，伤的程度严重了，由此出现应激性的功能退化，这就是一次急性的"肾虚"，症状之一就是吓尿了。

巨大的惊吓是可以伤及身体根基的。反过来，生命的根基出问题时，心理也会有相应的情绪出现。我认识一个著名的摄影师，因为长期的慢性肝病，身体一直不好，但除了体力差些并没有其他特殊症状，唯独一点是非常胆小。

一个四十几岁的男人，出去拍片子居然不敢一个人住饭店，一定要让助手或家人陪着。后来，这个摄影师终于在刚到 50 岁时就去世了。给他看病的中医专家说，他的胆小并不是秉性使然，而是因为他的身体一直不好，而且这个不好是很严重的不好。中医治疗这种严重的肝病，是要肝肾同补的，就是要从生命的根基补起。

前面说了，人的濒死感只有在心梗这种马上就要危及生命的时候出现。

所谓濒死感，就是一种对死亡的巨大恐惧。虽然是心脏的问题，但按照中医理论，任何一个脏腑的疾病发展到最严重的时候，都是要"及肾"的。久病可以"及肾"，重病也可以"及肾"。心梗就是这样的重病，所以心梗时才会出现肾虚时才有的情绪：惊恐，也就是濒死感，对死亡的巨大恐惧。

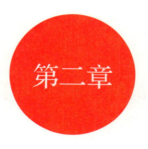

第二章

肝郁——
女子"以肝
为先天"

女 人 开 心 药 典

1. 别把"抑郁情绪"和"抑郁症"混在一起

抑郁症以及因为抑郁症自杀的事件，最近频频发生。特别是中央重拳抓廉政之后，似乎每次中央巡视组所到之地，总有官员先后自杀，之后的共同解释大多是：人很内向，因为抑郁症，一直在吃药……给人的感觉是，抑郁症已经是中国官员的"职业病"了。

没有医学知识的人，对这些人自杀的原因会有所质疑，真的有那么多抑郁症患者吗？他们到底是因为抑郁症自杀，还是因为贪腐受贿东窗事发而自杀？

其实，只要认真地看看医学下给抑郁症的标准定义，答案就明了了：所谓抑郁症，是"没有明显原因的，情绪低落不能缓解超过两个星期"。

很显然，抑郁症的第一个指标就是"没有明显原因"，而这些自杀的官员，他们的自杀原因，清清楚楚地摆在那里：贪腐、受贿、通奸……因此，从医学意义上说，他们并非死于抑郁症，而是死于抑郁情绪。而抑郁情绪，是每个人都可以有的一个阶段，因为谁的人生都不可能会一马平川，都会遇到坎坷，会因为坎坷而抑郁。对贪官来说，自杀就是他们在这段抑郁情绪中精神崩溃的结果。再通俗一点讲，他们不是因为得了抑郁症而死，而是畏罪而死，最多是死于抑郁情绪。

那么，怎么区分你的郁闷或者抑郁是正常的抑郁情绪，还是不正常的抑郁症呢？很简单，正常人的抑郁情绪，一般都是事出有因的，比如亲人突然离世、丢掉了工作或者被上司骂了，由此开始有了抑郁情绪。抑郁症则是一种疾病，因为脑神经细胞分泌的递质出了问题，产生的是病理性的情绪抑郁。

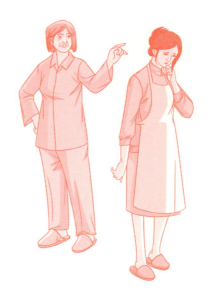

因为是身体出了问题，所以通常是无缘无故产生的。没遇到什么过不去的坎儿，也不需要什么诱因，或者虽然有些不顺畅，但在其他人不足以构成问题。比如在春暖花开的时候，他却无故地独自悲秋；或者在别人看来是稀松平常的小事，在他们却被视为劫难。如此小题大做或者无事生非的抑郁，才可能是抑郁症。

崔永元早就公开承认自己有抑郁症，并长期苦于由此引起的失眠。说得极端点，如果崔永元有什么极端行为，我肯定会相信他是因为抑郁症。小崔做人磊落，没什么怕人的短处，他是因为被抑郁症折磨，不像"艳照门"的男主角，后者如果自杀，一定与舆论压力有关系，艳照事件足以让他因为抑郁情绪而结束自己的生命。

2. 哪儿来的那么多抑郁情绪

我有个朋友，给一个演艺圈的美男做经纪人，因为美男抑郁了，所以她托我找心理医生。我于是问了几句情况，顿时觉出美男的心思一如他的模样：娇脆、柔弱得堪比美女。

他对心理医生的要求很苛刻：咨询的地点要隐秘，但又不能是私人居所；咨询师可以不是女性，但说话的语气一定要温柔；咨询时间要赶在他没戏拍，又正好是心理低潮时……苛刻得连他的经纪人都直对我咬牙切齿："都是惯出来的，没病，就是找抽……"

没错！美男得的是"找抽"的病。

想当年，也曾是美女的刘晓庆，在农村插队劳动，因为食物匮乏，劳动繁重得实在难以承受，当时曾经放言：只要有谁能替她耪地耕田，她就不犹豫地嫁给谁！那是"文革"时期，当时的生存境遇远不如现在，除了感到饿，感到累，我想可能感觉不到抑郁，甚至根本不知道抑郁为何物！

刘晓庆和抑郁美男之间的巨大反差，与当下抑郁症的高发，是同一个道理：生活的舒适和安逸，给追求情感的精致和讲究提供了可能。在美男得上找抽的病的同时，抑郁症也成了新的流行。

调查显示：美国现有7%的人，正在服用抗抑郁药；在中国，每年都有精神健康日，抑郁逐渐成为等待救赎的疾病。但精神科专家同时发现，很多人其实是误把正常的悲伤当成抑郁了！

事实上，人类感到悲伤的能力，是情感进化到了高级阶段才可能出现的结果。这一点，可以看看孩子，他们的情感和身体一样，尚未成熟，都很幼稚，所以孩子是很少忧愁和抑郁的。再看看智力不支的人们，他们没心没肺的，某些方面活得比智力正常者要惬意，因为他们的智力还没富余到可以匀出来去抑郁的程度。

对人类的基础生存来说，抑郁确实有些奢侈，有些无病呻吟了。但社会在发展，人类在进步，肯定不能总是维持在基础生存的水平。无论物质还是精神，总会有富余出来的时候，抑郁的情绪显然就是情感丰沛到富余后的产物。

抑郁的情绪、失眠，以及人们听说过的慢性疲劳综合征，这三种情形的发生背景近似。它们都不大符合经典的生理疾病的含义，所以，治疗它们的最好的办法也并非药物，医生最先推荐给这些罹患者的处方是：适度的劳累！

　　这不是要用劳累来惩罚他们的无病呻吟，而是因为只有在劳累中，身体的蛋白质才会被大量消耗掉。蛋白质的消耗、缺失，马上就会被提示给大脑，告知大脑"这里亏虚了"！大脑马上就要对睡眠进行自觉的调整，通过睡眠对亏虚之处进行修复，最直接的就是增加不做梦的深睡眠时间。因为只有在深睡眠时段中，才可能增加蛋白质的合成。这也是大病初愈的人会嗜睡，劳累之后的睡眠往往会香甜的原因。

　　由此也可以反推，就是因为之前的身体太过安逸，很少运动，体内的蛋白质缺少消耗的机会，大脑也就不会主动地调整睡眠，失眠、抑郁等就此发生。这些其实就是闲出来的毛病，而社会的发展、经济的发达，正在不断地给每个人提供安逸悠闲甚至闲出毛病的可能。

　　我第一次知道"找抽"这个词是在看赵本山和宋丹丹的小品的时候。赵本山演的那个进城老农，在儿子的豪宅中闲得无事生非，花钱找人陪聊，于是被宋丹丹定义为"没事儿找抽型"。仔细想来，所谓"找抽"，就是站在艰苦立场上，对安逸和慵懒的不屑。这和我们看那些动不动就抑郁、顾影自怜的人是一样的眼光。能有这样的不屑，还要托福于文明的进化、情感的升级。换句话说，抑郁情绪也好，找抽也好，真的不是正经的病。

3. 这"届"女人的生存环境不行

在许多人都经常感到抑郁的时候，有一个世界性的问题在同步发生着，这就是在臭氧破坏大气层产生了黑洞之后的又一大环境污染问题：环境雌激素。通俗一点讲，我们每个人，无论男女老幼，共同生存在一个浸染着雌激素的环境中，只不过这个雌激素来自人类共同的"贡献"。

"环境雌激素"是个统称，其实种类繁多，广泛分布于自然界中，包括大家熟悉的二噁英、氟利昂、聚乙烯等工业废物，还有雌二醇等激素。它们来自工业生活中的化合物以及各种药物，在我们使用和食用之后排泄到环境中，再从环境中进入人体，与人体正常分泌的激素竞争，造成人体激素过剩，内分泌系统因此紊乱，导致各种功能障碍。

早在 1992 年，丹麦的研究人员就报告说，在仅仅 50 年内，人类男性的平均精子数减少了 45%。不仅是精子的数量急剧减少，精子的质量也明显降低，表现在精子的形态发生畸形改变，活力也明显减弱。另外，由于胎儿受母体激素影响较大，故较易出现各种畸形，常见的有尿道下裂、睾丸不发育以及雌雄同体征的阴阳人……后来发现，肇事者就是环境雌激素。

其实，环境雌激素的更大的影响是落在女性身上的。最明显的变化是子宫内膜异位症、子宫肌瘤、卵巢癌、乳腺癌等疾病的逐渐高发，还有一个更加奇怪的现象，就是女孩子的性早熟。

北京儿童医院，早在十多年前就开设了"少女妇科"，专门应对早熟的女孩子。当时，这个门诊门可罗雀，病人很少，以至于报纸将之作为充满新鲜感的新闻来报道。现在，这个门诊的人数保持持续增长之势，性早熟的女孩子屡见不鲜。人们将这个问题归结为营养过剩，家长给孩子吃了保健品等。

但是，为什么性早熟的男孩子很少呢？难不成他们的营养和女孩子有异？绝非如此！之所以性早熟独钟女孩子，是因为雌激素，而不是雄激素，就算她们没有在食物中额外摄入，每天浸染在环境雌激素中的这个事实，就使她们难以逃脱雌激素的侵扰。

几年前，曾经报道过某种奶粉含有雌激素，还报道过某种饮料的包装瓶里也有雌激素残留，人们对它们自然退避三舍。但是，说实在话，你吃与不吃，雌激素都在那里。这是工业文明代替农业文明时躲不过的必经之路，是人类文明必须付出的代价。

其实我们在一定程度上，也在享受着这个代价。姑且不说现在的女性比她们的祖辈同龄时要年轻、漂亮，现在的男明星颜值高得甚至堪比女人，越来越趋于中性。这其实是精神文明和物质文明的双重结果：当人类进化到了不再需要以武力、体能换取生存机会和空间的时候，美就是一个必然的归宿。尚美远比尚武要文明、要高级，而与此同步出现的环境雌激素，则从物质层面协助了这一趋势。

　　因为只要是雌激素，包括环境雌激素，就可以透过皮肤被人体吸收，并且在皮肤中发挥雌激素特有的保水能力。因此浸染在环境雌激素中的人，无论男女，自然都享用到了雌激素特有的"雌化"效果，这就是"小鲜肉"之所以"鲜"的物质基础，这也从生物学角度提供了现代社会"伪娘"出现的可能。

4. 雌激素对你做了什么

我开了"分答""值乎"之后，在这两个平台上答的问题，多是关于妇科的。三四十岁的女性提问者，她们最关心的就是自己的症状是不是与雌激素低有关。

众所周知，女人之所以是女人，靠的就是雌激素。如果可能，她们甚至希望雌激素能伴随一生，至少伴随的时间越长越好。其实，雌激素肯定有用武之地。但如果用武之地失去了，而雌激素的浓度仍居高不下，那就是祸害，是致癌物了。

什么是雌激素的"用武之地"呢？简单说，第一是你的生殖能力，因为雌激素是保持生育能力、维护生殖器官的，这是它最主流的作用。除此以外，雌激素还可以保持血管的柔软，抑制血栓的形成，这也是女性比男性罹患心脑血管病的风险要小的原因。雌激素的另一个作用是保持皮肤的细腻，因为雌激素本身有保水功能，能锁住皮肤中的水分，不让它流失。所以青春期或者是雌激素分泌正常的时候的女性，皮肤就会细腻、水灵。

但是，上述种种作用，会在更年期到来之后下降或者消失。这种下降和消失是正常的、自然的，因为此时，女性已经完成了生殖职能，而身体中任何一个失去功能的器官或者腺体都是要萎缩废用的，这是身体进化的铁律。因为生命要以此节约有限的能量，保证生命的最关键部位、最主流的发展。

比如咽喉部有个我们熟悉的扁桃体。其实，还有一个和它性质一样的器官叫腺样体，又称咽扁桃体或增殖体，长在鼻咽部顶部与咽后壁。正常情况下，腺样体随着出生后年龄的增长而逐渐长大，10岁以后就应该逐渐萎缩。如果腺样体因炎症的反复刺激而发生病理性增生，没能及时萎缩，就会引起鼻子堵，孩子就会被迫张口呼吸，睡眠打鼾，严重时可出现呼吸暂停等。长期受此折磨的孩子，甚至面容都会变丑，长成一副典型的"腺样体面容"，这就是该萎缩的器官组织没有及时萎缩带来的后患。这样的后患如果在女性身上发生，就不只是影响容貌的问题了。

女人一旦完成了生殖职能，过了45岁，生殖器和维持生殖器功能的激素就要萎缩和降低。这个时候，如果雌激素没有降低反而增多了，而又不能作用在已经废用的生殖器官上，多出来的雌激素就要惹是生非。卵巢癌、乳腺癌、子宫内膜癌就是它们生非之处。至于那些早熟的女孩子，是因为她们受环境雌激素的影响，使雌激素的用武之地提前形成了——提前发育的乳房、提前到来的月经。

随着环境雌激素成为世界性的污染罪魁，女性的乳腺癌、卵巢癌、子宫内膜癌逐渐高发，乃至替代了因为感染、不洁而患的子宫颈癌，成为现在妇科癌症的主流。

更加微妙的是，这三种癌症的罹患者，多有抑郁情绪，而这种抑郁情绪，又并不是在生病之后受病魔折磨所致，在生病之前就已经很不开心了。有专家因此给出结论：雌激素使红颜多抑郁。妇科癌症和抑郁，都是雌激素带来的后果，其中的机制，我们在后面还将详细讲述。

5. 该放"姨妈假"还是"姨妈前假"

《红楼梦》里说，女人是水做的。这算是戳中雌激素的医学原理了！

女人之所以比男人水灵、娇嫩，就是因为她们的皮肤含水量多于男人。如此多的含水量就是雌激素的功劳，它可以保住皮肤中的水，使女人像女人，是"女人味"的根源。

但是，由此也多带来了另一种"女人味"，就是情感的过分细腻乃至多愁善感，直至无病呻吟。真的不能算是女人心理的弱势、矫情，它同样缘于雌激素，现在的研究发现：雌激素是多愁善感的物质基础。

女人最多愁善感，情绪波动的时间一般是月经前，所谓经前期紧张综合征，让自己和身边的人都不痛快。现在社会宽松了，人性化了，很多地方提出给女性放"姨妈假"，就是来月经的时候可以休息，不上班，这也是有道理的。因为月经期毕竟是异常的生理状态，所以才叫"例假"。在月经期，人的免疫力低，体能下降，所以如果你的牙齿有问题，想拔牙，医生一般都要你避开月经期。因为口腔中细菌很多，拔牙的伤口给细菌的繁殖提供了条件，如果遇到月经期，免疫力又低，就增加了感染的可能。

如果说"姨妈假"是为了体恤来月经的当事人的话，那么，"姨妈前假"就是减少当事人的"扰民"了。这样的说法并不过分，因为已有的社会调查表明，女子犯罪行为、突发急症、自杀，大多发生在月经前 4 天内或行经的 4 天内，其中的"作祟者"就是雌激素，在这个肇事时间段里，雌激素过高了。

经前期紧张综合征是指女性在月经期前 7 ~ 14 天的时候，出现头痛、乳房胀痛、疲劳、紧张、全身乏力、精神压抑或易怒、烦躁、失眠、盆腔有

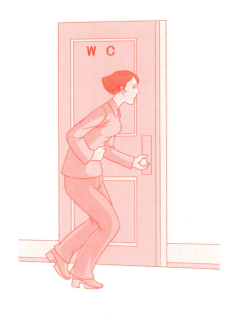

沉重感、腹痛、腹泻、钝性腰背痛、鼻塞、水肿等症状，这些症状在月经来过以后，会自然消失。之所以如此，和经前期的雌激素过高以及受体对雌激素过高的敏感有直接关系。

在中医医籍中，虽然无此病名，但症状的描述已经很细致，比如"经行头痛""经行泄泻""经行浮肿""经行口糜""经行情志异常"等，凡此种种，其实就是经前期紧张综合征，中医归之为肝郁。

那么，西医说的雌激素过高和中医辨证的肝郁之间，到底有什么关系呢？

有研究者对 100 例被中医辨证为肝郁的女性血清中的雌二醇浓度进行了测试，发现月经前、后期，排卵期及绝经、闭经各组，雌二醇的浓度都比不肝郁的人明显升高。

另一个研究发现，同样是乳腺癌患者，手术后癌症的复发和转移率，在雌激素水平过高、治疗后没有很好地抑制住雌激素的人身上，更容易发生。更重要的是，这些雌激素过高者，即便在生病前，也是性情上偏抑郁、伤感的为多。如果用中医辨证，她们无论从身体的症状还是心理的变化，都符合中医说的肝郁。

也就是说，西医所说的雌激素过高时，女人往往显示出中医的肝郁，后者则是中医各种证型，比如气虚、血瘀、阳虚等，情绪变化最大的一个。这种情绪变化的特点是：多愁善感、郁郁寡欢。即便是正常人，本身不是肝郁体质的，她的雌激素在月经前也会达到自身分泌的高峰。即便往日乐观开朗，但在月经前期也难免出现抑郁状态，这也许是放"姨妈前假"的医学理由吧。

由此，再回到本篇最初提到的《红楼梦》，其中的林黛玉应该就是典型的肝郁，书中这样描写林黛玉："态生两靥之愁，娇袭一身之病。"从外形上看，林黛玉就是个病弱伤感的美人。其中的"愁"和"娇"是黛玉的独特气质，而"娇"自然是雌激素的功劳所在，非雌激素作用，女人无法娇嫩。"愁"是肝郁的情绪表现，因"郁"而愁，它们都是因为雌激素而产生的。

6. 三元钱一服药，帮你顺顺气儿

在人们熟悉的中成药中，有几种被大家习惯性地认定是女用的，其中最典型的是乌鸡白凤丸、加味逍遥丸，好像只能在治疗月经不调的时候用。其实，这是对中医药的一大误解，因为中药中，没有哪种药物是绝对只能女用或者男用的。中医治病是"授人以渔"，而不是"授人以鱼"，是通过培养或者调遣身体自己的能力来治病，而不是像输血、打胰岛素，给雌激素、雄激素那样，直接给身体所需的东西，因此也不可能因为吃了某种中药而出现大家担心的男变女的问题。

比如乌鸡白凤丸，一些慢性肝炎、肾炎等消耗性疾病后期，身体被消耗得气血很虚的时候，乌鸡白凤丸是无论男女都会用到的常用药，甚至包括男性的慢性前列腺炎，也经常是用乌鸡白凤丸来治疗和维护的。加味逍遥丸也同样，因为肝郁并不是女性的专利，男人也能得这种"女人病"，只不过女性比男性多发一点而已。

肝郁的起因是情绪的压抑，肝郁的症状也是情绪的不畅快。无论男女，在现今社会欲望不断增多的当下，欲望不能如愿满足引起的郁闷比比皆是，以至于郁闷都已经是个时尚用语了。

肝郁引起的症状，在女性多围绕月经，在男性则可能体现在消化系统，因为消化系统对情绪的敏感程度仅次于大脑。医学上也称消化系统为"第二大脑"，情绪受挫，压抑之后，最常见的一个表现就是胃口很差，不想吃东西，即便吃进去了也消化不良。与此同时，很多人觉得嗓子里有个东西，吞之不下，吐之不出，甚至担心自己得了食管癌。

我之前有个同事就如此，起因于一次领导在大会上的点名，而他本身是个特别好面子的人，这次点名让他郁闷，但又不愿意让别人知道，表面上还装成没事人一样，但肝郁的结果出现了，就是嗓子里的异物感。

这种异物感和食道癌的不同就在于，食管癌是吃东西，特别是吃硬的食物时吞咽困难，但这种肝郁引起的异物感，是越不吃东西、越空闲的时候感觉越明显，真的吃东西，咽东西反而没感觉了。这个特点就足以说明，这是一种神经调节的失常、神经感受的失常，而不是真的有器质性病变，不是真的有癌肿堵在那里。

中医称为"梅核气"，好像一个梅子的核，堵住了嗓子的感觉。梅核气的起因就是肝郁，这种病人一般都可以明确地回忆起之前的情绪变化，而且大多时间不会太久远。这个时候，加味逍遥丸就非常合适，它能舒解导致梅核气的情绪根源，随着情绪的舒缓，嗓子的异物感也就消失了。

　　对于这种生气、抑郁的后患，古代中医早就给出了办法。《医宗金鉴·订正仲景全书·金匮要略注》中写道："咽中如有炙脔，谓咽中有痰涎，如同炙肉，咯之不出，咽之不下者，即今之梅核气病也。此病得于七情郁气，凝涎而生……此证男子亦有，不独妇人也。"

　　对这种男女都可能出现的怪病，方子很简单，而且药物也很便宜：半夏、茯苓各 12 g，厚朴 9 g，生姜 15 g，紫苏叶 6 g，估计每剂药不过三五元钱。用的都是化痰药，因为在中医看来，梅核气这样的怪病是中医说的"痰"导致的，肝郁、气机不疏最终会生痰。

　　这个方子也是不思茶饭者的开胃药，只要你在食欲很差的同时，舌苔很腻，甚至吃点东西就觉得反胃、恶心的，这个方子可以帮到你。

方 子	顺气药		
半夏 12 g	/	茯苓 12 g	/	厚朴 9 g
生姜 15 g	/	紫苏叶 6 g		

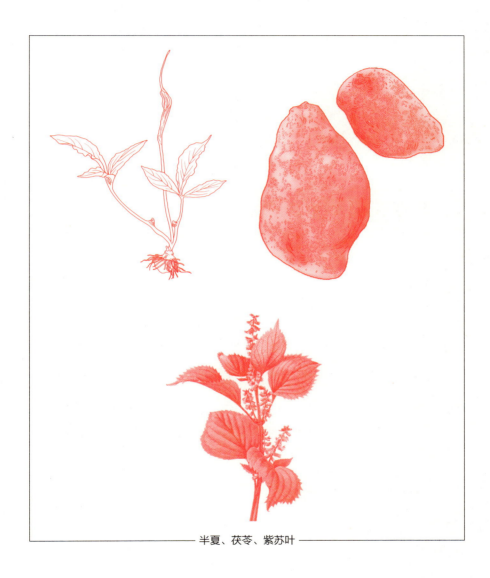

半夏、茯苓、紫苏叶

7. 避孕药是很好的美容剂

很多人在"值乎"上问我，痤疮特别严重，即便已经30岁了，过了青春期，仍旧势头不减，怎么办？如果从标治疗，一些外用的药物，比如同仁堂的如意金黄散，可以减轻痘痘的红肿，借助的是中医清热解毒的祛痘原理。但是，这并不能解决根本问题，痤疮之所以发生，归根结底是因为性激素分泌失调。能调节性激素的避孕药，正好从根本上解决了长痤疮的问题。

女性的卵巢也是可以分泌雄激素的，雄激素分泌旺盛，直接结果就是皮脂分泌过多，同时毛囊角化过度，由此堵塞毛孔，使皮脂及脱落的上皮细胞不能顺利排出，从而引发粉刺、痤疮。毛囊的环境也给其中寄生的痤疮丙酸杆菌等微生物提供了生存机会，因此痤疮会加重，产生炎症、脓包、结节、脓肿等情况，直到留下瘢痕。为避免这些，就要针对过多的雄激素进行治疗。

可以用来治痤疮的，一般是短效口服避孕药，它所含的是女性激素，能减少雄激素分泌，而且还可以拮抗雄激素。尤其是含有抗雄激素作用的醋酸环丙孕酮等避孕药，比如达英-35，它在避孕的同时，可以减少卵巢产生雄激素，并且可以主动与皮肤中的雄激素受体结合，等于和雄激素争抢地方，由此抑制了雄激素对皮肤的作用，达到治疗痤疮、帮助改善皮肤状况的目的，对重度痤疮的疗效格外显著。它还可以同时缓解多毛和多油的情况，是目前市场上唯一可治疗雄激素过多性疾病的短效口服避孕药。对于雄激素过多引起的痤疮，它自然是首选。

我认识的一些妇科医生，自己就用这种药物，除了避孕，还能兼顾美容。她们的体会是，一般在服药 3 个多月后，皮肤会变得光洁、细腻，痤疮明显少了，以前留下的痘疤也淡了。对此，不学医的人会有顾忌，她们担心这样做会抑制卵巢功能，甚至影响生育。

事实上，现在的短效口服避孕药，已经在剂量配伍方面进行了多次调整、改进，雌激素剂量大幅下降，并选用第三代孕激素，停药后可马上受孕，对生育能力和胎儿均无任何不良的影响。

非但如此，已经有研究证明：短效口服避孕药能保护卵巢，与未服药者相比，服药 4 年者患卵巢癌的风险能降低 30%；服药 5 ~ 11 年，风险能降低 60%；服药 12 年以上，风险能降低 80%。同时，服药两年者患子宫内膜癌的风险，要比未服药者低 40%；服药 4 年以上，风险能降低 60%，甚至对月经过多、经前期紧张有治疗作用。

　　这是避孕药的作用机制决定的，女性怀孕之后，卵巢就要通知大脑已经怀孕了。为了保证怀孕的顺畅，卵巢会收到上级的指令，就此停止排卵。因此，在怀孕的九个月中是不排卵、不来月经的，这也是为什么孩子多的女性，卵巢癌发病率会降低，因为她们的卵巢不断地有休息的机会。不排卵，卵巢就少了排卵留下的损伤，没有损伤就没有修复损伤时可能出现的修复错误——卵巢癌的基础。

　　避孕药服用后，就在身体里模拟出怀孕的效果，卵巢因此接受了不排卵的指令。在这段时间里，卵巢放假了，也就减少了排卵的损伤，由此减少了卵巢癌的发生。

8. B族维生素是一种"无忧营养素"

研究人员对 1587 名参加"中国老龄人口营养健康状况研究"的京沪城乡居民进行了维生素 B_1 营养水平的调查，然后对结果和这些人的抑郁程度进行了相关分析。结果显示，随着体内维生素 B_1 浓度的降低，患上抑郁症的风险显著上升。这提示人们，B 族维生素缺乏可能与抑郁症的发病之间有密切关系。

B 族维生素是一组维生素，其与神经系统的功能关系早就为业界所知，比如维生素 B_1 缺乏时，会令人情绪沮丧、思维迟钝，严重缺乏时可造成多发性神经炎。在其多方面症状当中，手脚的感觉发生异常也是症状之一。糖尿病患者之所以有糖尿病足，和他们从尿液中丢失大量维生素 B_1 有关，足部神经因为缺乏营养而坏死了。

另一个关于 B 族维生素的研究，则与产后抑郁有关。维生素 B_1 缺乏导致线粒体功能紊乱和慢性氧化应激，而这两种情况均被认为是产后抑郁发病的潜在机制。因为维生素 B_6 可以促进过多雌激素的廓清、排出，增强脑的单胺基生物合成，而脑内的单胺基是一种可以让人高兴起来的物质，因此，B 族维生素的补充可以增加这种兴奋物质的浓度，使人感到无忧。

从 1982 年到 2002 年的全国营养调查结果显示，20 年来，随着我国居民生活水平的提高，维生素的摄入量并没有随着食物供应的充足而增加，相反，B 族维生素的摄入量随着富裕水平的升高而不断下降。其中维生素 B_1 的下降幅度尤其迅猛，从 2.5 mg/d 降到了 1.0 mg/d。《中国居民营养与健康状况调查报告》显示，我国居民维生素 B_1 摄入低于推荐摄入量的比例高达 80%。

上述这些证据似乎可以解释现代人抑郁高发的原因了。

只有 4 种食物中含有 B 族维生素，它们是动物的肝脏、酵母粉、小麦胚芽及米糠。此外，有些食物中某一两种 B 族维生素的含量很高，却不足以供应每日所需的分量。在这 4 种食物中，后两种是粮食，是人们每天食物中的主食。所以，早在中国的医学经典《黄帝内经》中，就把粮食设定为各种食物之首，所谓"五谷为养"。但是，需要注意的是，中国的粮食加工业相对落后，有这类文字记载时的五谷，是没有去除外壳或者说外壳等粗糙部分去除不彻底的五谷，由此保留了 B 族维生素这种"无忧营养素"，只可惜我们现在吃不到这样的五谷了。

维生素 B_1 是一种相当娇气的营养素，它既怕热，又怕碱，还怕漂白粉、氯气、二氧化硫和过氧化氢（双氧水）之类，而且还容易在淘米、洗淀粉的过程中溶在水里流失掉。所以，在日常烹调当中，B 族维生素的损失率不可低估。

自从 1862 年发明精碾谷类的机器后，中国的粮食加工业也逐步起步，含有 B 族维生素的部分，作为粗糙部分，在加工时越来越多地从稻麦中剔除，剩下的三分之二就是我们现在吃的口感很好的精米白面，基本上不含 B 族维生素了。

总之，这种来自粗糙生活的维生素，随着生活的精致和考究，变得不足了，与之相关的抑郁情绪也就成了精致生活的必然产物。

9. 生活中，我们怎样失去了 B 族维生素

粮食，是膳食中供应 B 族维生素的主力军，但 B 族维生素非常娇气，常常会在食物制作过程中损失，以我们日常的饮食为例：

油条、炸糕之类的煎炸食物	除了高温的油锅，还有和面时必须加的小苏打，都会让面食中的维生素 B_1 损失殆尽
粉丝、凉皮、米皮之类的粮食制品	因为制作的时候要把面粉、米粉放在水中反复搓洗，使之产生筋道的口感，这个过程就把水溶性的维生素 B_1 一起洗掉了
粥	特别是白米粥，本来经过精细加工的白米所含的维生素 B_1 就已经不多，又经过长时间熬煮，如果为了追求口感再加碱，其中几乎就没有维生素 B_1 了

面条	吃面的时候讲究韧性，制作的时候必然要加碱性物质，这会破坏维生素 B_1。煮面条的时候，仅存的一点维生素 B_1，又溶进煮面汤里，而面汤是要倒掉的，所以，面条中不可能期待有多少维生素 B_1，而各种油炸方便面的维生素 B_1 含量更是寥寥无几了
白米饭	稻米的维生素 B_1 含量本来就低于小麦、大麦、燕麦、小米等其他谷物，我们吃起来软糯的稻米都是经过精制处理的，米粒中 70% 以上的维生素 B_1 都包含在被剔除的米糠当中，再经过淘洗、蒸煮，吃到嘴里的维生素 B_1，不到米粒中原有含量的 10%
各种甜食	这些点心的维生素 B_1 含量低，但精制糖、精制淀粉、糊精的含量高，后者不仅不含维生素 B_1，而且在吸收过程中，还会消耗维生素 B_1，可以说，甜食吃得越多，维生素越缺
其他	全麦面粉、燕麦、大麦、小米、大黄米、糙米、黑米、高粱米等，以及红小豆、芸豆、绿豆、蚕豆、豌豆等，B 族维生素含量高，但遗憾的是，他们并非现今国人的主食。这也是为什么在精米白面还是奢侈品的时候，我们反倒不缺 B 族维生素 蔬菜中含有 B 族维生素的，多是种子类的，比如嫩蚕豆、嫩豌豆、嫩毛豆，以及开心果、葵瓜子、花生之类的坚果油籽。可惜，它们只是人们的副食甚至零食 肉类里面，瘦猪肉和内脏是维生素 B_1 的好来源，为了减肥和控制胆固醇不吃这些肉类的人，就不能指望从这里获得 B 族维生素了。而人们觉得健康的鱼虾等水产品，B 族维生素含量较低，生鱼中甚至还有一些破坏维生素 B_1 的元素

10. "郁女病"：乳腺癌、甲状腺结节、卵巢癌

在当下城市女性的疾病谱中，有几种病的发病率逐渐升高：乳腺增生、乳腺癌、卵巢癌、甲状腺疾病。这些病都和压抑的情绪有关，是肝郁的结果，可以称得上是"郁女病"了。

多年前，深圳还是人们向往的最先开放的城市时，上海中医药大学的肿瘤专家何裕民教授就发现，那里的乳腺癌经常集中在一些好不容易稳定下来、扎下根来的女精英身上。

为了有更好的发展，她们之前从相对封闭、落后的内地来到深圳，在人生地不熟的地方，经受了常人想象不到的艰难才稳定下来，甚至做出了骄人成绩，但这个时候，却发现自己得了乳腺癌，飞来横祸！如果从医理上分析，这并不意外。因为乳腺是内分泌的"靶器官"，就是内分泌系统分泌的激素会直接影响它。而内分泌的全称叫"神经内分泌"，这就意味着，

乳腺癌和情绪有直接关系。

与乳腺一样，卵巢、甲状腺也都是内分泌腺，也都受控于情绪——甚至糖尿病也与情绪有一定关系。

我的一个朋友，平时非常在意健康，每次体检都很认真，但是在最近一次体检后的两个月里，突然瘦了 10 斤。她马上害怕了，担心自己得了癌症，问到我，我没从她叙述的症状里感到什么肿瘤的迹象，但高度怀疑她是糖尿病。她很奇怪，其一，她觉得她的父母都不是糖尿病，糖尿病这种高遗传性质的因素她不具备；其二，两个月前体检时查的血糖是正常的呀，这么快就变成糖尿病了吗？但她还是听我的建议第二天去测了个血糖，结果把我们都吓了一跳：血糖居然达到了 28 mmol/L！而且已经出现了严重的酸中毒，她之前的暴瘦就是由此引起的。

她平静下来细想，理出了生病的原因：她对女儿的结婚对象很不满意，为此发生了家庭大战，她在此次大战中心力交瘁，几乎死过了一回，糖尿病就是在这种情绪应激之下产生的。

和乳腺、甲状腺一样，分泌胰岛素的胰岛也是内分泌腺，同样听令于神经，听令于情绪。当情绪波动巨大时，甚至可以在没有遗传的情形之下突然发病，包括之前她查的正常的血糖，可能已经是受损的胰岛耗尽最后的气力分泌出的一点胰岛素维持的了，那之后，她就因为情绪之乱而走入糖尿病的行列。

西方的研究者早就发现，修女及终生未生育的女性，较之其他正常婚育的女性，有较高的乳腺癌患病和死亡风险，因此乳腺癌曾经被称为"修女病"。造成这个结果的原因，首先是"天生我材必有用"这句话在医学生理上的合理之处：身体的任何器官，进化到最后，都是因为有价值、有用途，才得以保留下来的，非此，生命会以萎缩的方式自洁，以确保生命的能量供应。既然必有用，那么对它们的最正确养护就是"尽其才""尽其用"，只有这样，才能避免无用武之地而生他变，不生育、没有哺乳的女性妇科肿瘤高发，就是因为没能物尽其用！

　　除此以外，这些罹患者的情绪是个关键。一个遁入空门的人，无论是修女还是尼姑，她们都需要消除俗世中人的正常欲望和情感。她们少有心中不郁结者，郁结可以是她们出世的原因，也可以是她们出世后的心境，无论是原因还是心境，都足以长时间地扰乱她们的神经功能，由此殃及神经内分泌系统，殃及乳腺这样的内分泌腺。

　　至于深圳女精英的乳腺癌高发，与此同理。在此基础上，何教授还发现了乳腺癌的易患人群，是有职业特点和性格特点的，多集中在需要花精力张罗照顾的职业上，比如办公室主任、中小学教师、财会人员。

　　与其他职业比，这样的职业是操心的职业，是需要照顾到方方面面的，不能挂一漏万。这就要求从业者的神经要绷得紧紧的，长此以往，对乳腺、甲状腺这些内分泌腺的刺激量，就远超过其他人。乳腺癌在中国，除了深圳之外，在上海也是高发的。除了前面所说的"人人平等"的环境雌激素外，大城市的生活要比中小城市紧张得多，而上述的"郁女病"就是这种紧张的特产。

11. 为什么刚刚睡醒就觉得特别累

失眠痛苦，不光是因为失眠之后第二天没精神，还因为失眠的时候会胡思乱想。所有的坏事情，全都在漆黑的夜里涌进脑子，而此时，也是人最胆小的时候，会担心、害怕白天不当回事的小事，这在正常人也是常态。

为什么夜间人的胆子会变小？不仅是因为没有光明壮胆，还因为和人的胆量相关的"少阳之气"处于低落状态，它要到清晨才开始萌发。所以，人会在太阳升起之后，才变得开朗、勇敢起来。

除了失眠、夜里胆小，很多自觉身体虚弱的人，还会有这样的体会：早上刚醒来就觉得特别累，虽然前一夜他们并没有失眠，但醒来时，无论身体还是心情都不轻松，虽然什么事情都还没开始做，就已经全身乏力了，晴空朗朗于他也像是苦难世界。

但是，不去管它，将就着坚持到傍晚，身体反倒轻快了，随着各种痛苦难耐的症状减轻甚至消失，心情也舒畅起来。这种人如果去医院做检查，很可能 CT、B 超、心电图等各种化验下来，也发现不了什么大问题，但却可以为确诊抑郁症提供依据，用中医解释的话，这是典型的肝郁。

中医判断疾病的虚实，往往看病情在什么时候加重。如果是劳累后加重、下午加重，很可能是因为气虚，这就是所谓的"烦劳则张"，比如有的人神经性头痛，下午的时候总是犯困或者是低热，每次也就 37.5℃以下，但是开会多了，下午的时候体温就上去了。这种人，通过补气药治疗多会见效，因为他们是气虚，到下午或者消耗大了之后，力气不足了就加重。

有的人腰痛很奇怪，别人能赖床，睡懒觉，他不行，醒了之后躺不住，非得起来，活动活动腰就舒服了。这种多是因为腰肌劳损，劳损的肌肉不能在一个姿势保持太久，所以躺久了、站久了都受不了。

还有一种症状是夜间加重，特别是疼痛，夜里疼得厉害，这多属于中医的瘀血。从西医角度也可以解释，夜里，心跳减慢了，血流缓慢了，血瘀自然加重。扭伤之类的外伤或者肿瘤的疼痛都容易在夜间加重，因为它们都是瘀血导致的。

再说回早上累这个问题，按照中医的气血运行理论，和胆量、气力有关的"少阳之气"，要在早上才开始生发，此前，即便是正常人，"少阳之气"也相对虚。人会在黑夜里胆小害怕，不仅因为黑，还因为胆经无力，这种情况会一直持续到早晨。

胆经或者说少阳之气有生发作用，所谓"生发"，就是对整体的气血的推动、激发作用。对原本就肝郁的人来说，他们的少阳之气更容易因为郁滞而不足，清晨的时候，对气血的推动更无力，早上起来，他们的各种不舒服就会比别人重。到了傍晚，五脏六腑的新陈代谢又转入衰落了，对少阳之气的需要也少了，这个时候，胆经可以自理，人就变得轻松、舒畅起来了。

　　夜里胆小算是常人的常态，但是如果这个问题加剧到早上起来浑身无力了，就需要治疗了。对此，张仲景的《伤寒论》中有个经典方子，虽然组方简单，但是可以使抑郁的人开心起来，这就是柴胡桂枝汤，很多名中医就是用它来治疗抑郁症的。

12. 一杯开心茶：小柴胡颗粒 + 小建中颗粒

柴胡桂枝汤由著名的小柴胡汤和桂枝汤组成，只是这两个方子的剂量各自减半了：桂枝、黄芩、人参各一两半，甘草一两，半夏、芍药各一两半，大枣六枚，生姜一两半，柴胡四两。

众所周知，柴胡在疏肝解郁的时候最常用，包括能使人逍遥、舒畅的加味逍遥丸，柴胡也是主药。小柴胡汤重用柴胡，就是要促使少阳之气萌发，推动气血，解开郁结。之所以加了桂枝汤，是要用桂枝这个补气的、性质偏温的药物，助少阳一臂之力，使解郁更加给力。

这个方子里用了人参，因为无论是胆小，还是早上起来就自觉无力、沮丧，归根结底都是因为虚。一个身体壮实的人，胆子一般不会小；反过来，胆子小的人，往往是体质偏弱的。心理和身体的能量在某种程度上是一回事。用人参就是要通过强身达到壮胆的目的，它壮的这个"胆"，不仅包括胆量，还包括参与周身气血运转的少阳之气。

对于其中用到的生姜，很多人觉得，它无非就是个做菜的作料，可有可无。事实上，张仲景的名方中屡次给生姜托以重任，因为生姜是温性的，有辛窜之力，用量较大的时候，可将其他补养气血的药物推到病所。因此，如果忽视了生姜，整个方子会因为药力不达而影响疗效。

可惜的是，柴胡桂枝汤这个方子，药店里没有相对应的中成药，如果想图成药的方便，只能把两个作用相近的兑在一起，一个是小柴胡颗粒，一个是小建中颗粒。

小柴胡颗粒就是小柴胡汤的颗粒剂型，之前，人们错误地将其视为感冒药，事实上，它只适合体质虚弱者的感冒，感冒三五天总不见好的时候，才可以视症状对应与否服用。在感冒人群中，它的普适性其实很低，远没有用来壮胆更适宜。

小建中颗粒是小建中汤的颗粒剂型，小建中汤比之桂枝汤，更侧重中焦脾胃，所以用了更多温补脾胃的饴糖，但在推助少阳之气上作用稍逊。但因为桂枝汤没有现成的中成药，所以只能用小建中汤作为代替桂枝汤的"权宜之剂"。

方　子　柴胡桂枝汤

桂枝、黄芩、人参各一两半	甘草一两
半夏、芍药各一两半	大枣六枚
生姜一两半	柴胡四两

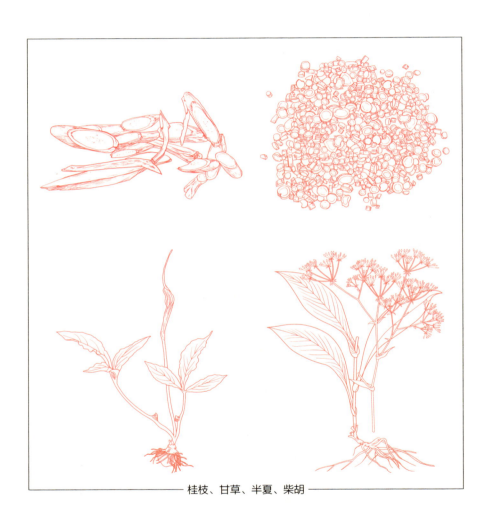

桂枝、甘草、半夏、柴胡

13. 她快要憋死了，医生却让她戴上口罩

有一天，一个朋友向我叙述她的急诊经历：在洗澡过程中，因为房间过于密闭，水温太热，忽然觉得喘不过气来，憋闷，自觉是缺氧了，于是拼命地大口吸气，但于事无补。到后来被憋得浑身大汗、面色苍白、心慌得厉害，赶紧打电话给朋友求救，朋友不懂医，也是告诉她要"赶紧做深呼吸"。谁想，越是大口呼吸，憋闷的感觉越是不减反增，人几乎虚脱了，实在没办法，只好打了120，被送到了附近的一家医院急诊室。

急诊医生询问病情之后，什么药也没开，只给了她一个口罩，让她马上戴上。她非常意外，她都快要憋死了，恨不得打开所有的窗户，戴口罩不是更进不来氧气了吗？谁知，口罩戴上几分钟，她居然缓过来了，不再憋闷，之前的一系列症状很快消失，她又满血复活了。

一个口罩就能把命救回来？戴了口罩反而不憋了？她当时出现的病状，

在医学上称为过度通气综合征，是通气过度、超过生理代谢需要引起的一组症候。通俗点讲，当初她为了减少缺氧而大口呼吸，正是导致她诸多不适的起因。大口呼吸、过度吸气之后，氧气吸入过多而二氧化碳比例减少，由此产生了"呼吸性碱中毒"，她憋得要死是因为出现了碱中毒。戴了口罩之后症状迅速缓解，是因为口罩阻碍了呼吸的通畅，呼出来的部分二氧化碳经过口罩的阻拦，又被她重新吸了进去，二氧化碳遇水就是碳酸，是酸性的，碱中毒的问题就得以减轻直至改善，各种憋闷也就消失了。

这个医生手边可能正好有口罩，顺手就解决了大问题。如果没有，拿一张硬纸或者报纸，卷成喇叭形状罩在口鼻处，也能有同样效果，无非是让患者多吸进一点二氧化碳。直接吸入含 5% 二氧化碳的氧气也可以。

"文革"时期，曾经有个医生被下放农村，也遇到这样一个女患者，她因为家事纠纷而郁闷直到痛哭，哭到最后几乎要憋气憋死，被家人送去卫生所。医生问清病情，知道就是过度通气综合征，马上让病人家属找到当时的一本著名的杂志，卷成喇叭之后罩在患者口鼻处，很快，患者就缓了过来……从那以后，这个医生成了"神医"，这本杂志也成了"神物"。事情过去很久之后，人们悄悄问医生：为什么一定要用那本杂志？难道真的有神奇之处吗？医生大笑：因为那本杂志的质量好，纸足够硬，比其他杂志更容易卷成喇叭形的……

这种病多见于女性，她们经常犯精神紧张的毛病，用中医辨证的话，多是肝郁。这种人遇到烦心事、委屈事时会哭泣得很厉害，厉害到吸气过多，吐气不足，有的时候甚至吸进一口长气之后，好半天才吐口气。这种情况孩子也常见，一般是越委屈越容易有这样的情形，如果不能及时纠正，很可能逐渐出现胸闷胸痛、呼吸困难、心悸大汗、面色苍白、头晕、面部口唇麻木，严重的会出现昏厥、跌倒，甚至手足乃至全身抽搐，类似于癫痫发作。遇到这种情况，人们很容易往严重了想，为此打 120、送急诊，了解了过度通气综合征之后，可以在送医的过程中试试口罩的办法，如果很快缓解，就可以松一口气，至少出现的不是要命问题。

14. "粉面含春"是因为"郁火中烧"

　　我以前做住院医生的时候,跟着老师看过一个女孩子,她是滑冰运动员,平时就在首都体育馆里练习。当时她 24 岁,来看病是因为脸上总是发红发热,特别苦恼。人家女孩子都白白净净的,只有她,总和红脸关公似的。更重要的是,这种看上去很美的"粉面含春",让她非常难受,冬天明明身体觉得很冷,手脚也冰凉,但脸依然发热,觉得好像有一股火闷在身体里,恨不得在身体上扎几个窟窿,把里面的郁火散出来。

　　为此,她还吃过不少去火药,因为有医生告诉她是胃火。这也有道理,因为脸部属于中医的胃经,如果除了脸红,还有口臭、特能吃、大便干,而没有明显的手脚凉,这种现象可能就是胃火,用含有石膏的药物最合适,比如黄连清胃丸之类,很快就可以治好。但她有"表里不一"的特点——脸热而手凉、内寒而外热,这就该吃逍遥丸了,因为她的"粉面含春"是中医说的肝在肇事，是因为肝气被郁住了，火散不出来。如果换成现代医学的概念，是功能失调导致了身体各个部位散热不均衡。

这种脸上发红发热，和更年期女性的面部烘热的机制类似，都是体内激素失去平衡导致的。雌激素是女性的生机，但是，如果这种生机过旺，就可以变成火，具体说就是肝火，去这种火，要从疏肝的角度去散郁。

这个女孩后来吃的就是以逍遥散为基础的汤药。逍遥丸是中医疏解肝郁的基础方，方子里始终在用柴胡和薄荷这两味有宣散肝经郁热作用的药物，能把郁热透散出去。吃了两个星期药之后，脸上发热的情形明显减轻了，一个多月后，她出去比赛之前想带点药维持，再来看医生时，已经是个很秀气白净的女孩了。

药店里可以买到逍遥丸和加味逍遥丸两种，后者加重了清热的成分。因为肝郁化火而"粉面含春"的，更适合用加味逍遥丸；如果是月经来之前情绪易怒、胸部胀痛，甚至每次月经前都要发作神经性头痛，又没有明显的烦热、口渴、大便干的热象，可以用逍遥丸。总之都是使对女性健康至关重要的肝经不因为情绪压力的影响而郁滞，身体的功能，特别是远比男性复杂的女性内分泌保持和谐状态，"粉面含春"这样的病容也就会因此减轻。

如果你的肝郁没到需要吃药的程度，可以用一种药茶顺带打理一下，这就是薄荷茶。薄荷也是逍遥散里的一味药，逍遥散令人"逍遥"之力，如果缺了薄荷就大打折扣了。薄荷已是现在常见的盆栽，在药店也可以买到，不能小看它的疏肝解郁作用。

　　如果是鲜薄荷，就掐上四五片叶子；如果是药店买的干薄荷叶，五六克就可以，加一块冰糖，用开水像泡茶那样冲泡。很快，一杯绿色的、泛着清凉气息的薄荷茶就好了,喝起来有沁人心脾的感觉。在不太舒心的下午，一杯薄荷茶、一个会聊天的好友、一顿痛快淋漓的吐槽，一天的郁闷就此化解了。

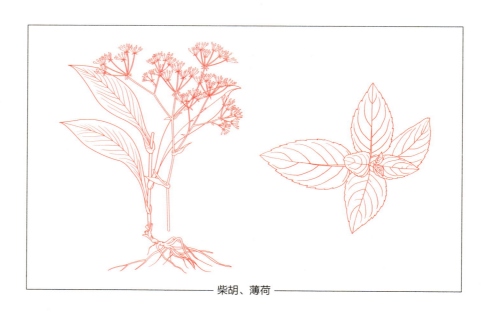

柴胡、薄荷

15. 为什么女人易长黄褐斑

"粉面含春"的女孩子的肝火，如果不能及时散出去，郁结起来，接下来的问题可能就是脸上长黄褐斑或蝴蝶斑，即便她还没有结婚，也没有怀孕，但过去妊娠女性才长的这种斑，现在照样可以长一脸。

这种过去女人在怀孕时才长的斑，叫妊娠斑、蝴蝶斑，也叫黄褐斑，它是雌激素分泌失调引起的，而雌激素在男性身上只有微量的，所以黄褐斑多发于中青年女性，占90%左右，而且是在生育期，但在男性只占10%左右。

黄褐斑大多发生在阳光容易照射到的部位，最常见的是发生在两侧颧骨处皮肤上，也有在额头、鼻子和嘴巴周围的，还有前臂上。肤色越深的人，黄褐斑持续的时间越久。此外，一些患有妇科疾病、慢性肝病等的人也比较容易长黄褐斑。

黄褐斑的发病机制目前还不清楚，但女性患病大概占 90%，口服避孕药的妇女，一般在服药 1 ~ 20 个月后起，孕妇从怀孕 3 ~ 5 个月起开始出现，分娩后多能逐渐消失。这些特点都提示，黄褐斑大概与体内孕激素增多、雌孕激素失调有关。

黄褐斑在中医里被称为肝斑，这个"肝"，就是发生肝郁的中医概念的肝，因此，也可以称为肝郁斑。过去，女人的生活相对单纯，她们不工作，几乎不参与社会活动，不高兴的情绪最多存在于婆媳之间、姑嫂之间，因此，怀孕可能是她们一生中内分泌波动最大的时期，黄褐斑也因此只在这个时期发生，故此被称为妊娠斑，甚至有人以此来衡量一个女人的贞洁、本分。

现在的女性，家里家外都要扛。人际关系、生存压力比过去的女人复杂得多，精神压力带来的内分泌波动甚至紊乱，随时可以出现，而且波动的幅度未必小于怀孕期间，雌孕激素的失调就这样发生了。所以，即便没有怀孕，也可以发生过去怀孕时才有的内分泌紊乱，黄褐斑也就因此变得普遍了，几乎可以发生在生育阶段的任何年龄。但不管在哪个阶段发生，都和中医的肝郁脱不开干系，治疗都要疏肝，而事实也证明，具有疏肝作用的中药，可以抑制黑色素的形成，这也是疏肝解郁药物在使人开心的同时，还能淡斑的原因。

所以，中医治疗女性问题、妇科疾病，讲究的一点是：青年责之肾，中年责之肝。具体说就是，年纪小的女性一般是需要补肾的，因为她们的内分泌系统还不成熟、不稳定，补肾助其成熟，成熟了，月经不调等相关问题也就解决了；到了中年，正常的平衡被情绪打破，肝气不条达，所以中年女性调肝就比补肾重要。

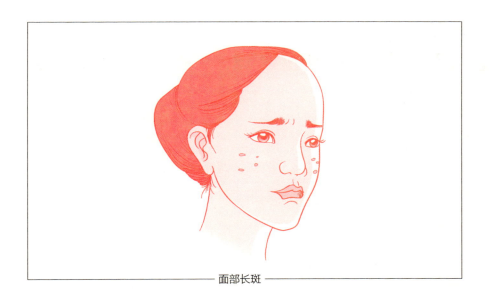

面部长斑

16. "肝郁"是所愿不遂，"心火"是百爪挠心

　　中医看病要辨证，就是分辨病证到底是哪一种，最后根据疾病的病位（当然是中医的病位而不是西医的解剖位置）、病性，给出中医的诊断。

　　中医的诊断有多种，比如脾气虚、肾阴虚、肝气郁、心火旺等。在这种种诊断中，有两个和心情关系最密切，反过来，它们也最直接影响心情：一个是肝气郁，一个是心火旺，简称"肝郁"和"心火"。

　　在中医里，"肝"的性质是要条达的。通俗点讲，就是要通畅，不能郁滞。而"心"是神明之官，是身体的最高统帅、精神领袖，负责发号施令。如果套用西医理论的话，中医的"肝"或者说"肝郁"，涉及西医的内分泌系统；中医的"心"或者说"心火"，涉及西医的神经系统。就像我前面说的，神经和内分泌本身就是相关的，而且都关乎精神、情绪，

所以，一个人开心与否，和是不是有中医说的"肝郁"和"心火"问题，有直接关系。

"肝郁"和"心火"，同样是情绪不痛快、不开心，它们之间又有什么区别呢？简单点讲，"肝郁"是所愿未遂而憋屈，"心火"则是百爪挠心的干着急。

有些人当了官还得顺着别人说话，不管这是不是你的思想，别人说什么，你就得说什么。像这样勉强自己服从别人的时候，最容易产生的情绪就是郁闷，很多肝郁的人，回想自己不舒服甚至生病的起因，多是压抑。

那么，"心火"又是什么呢？

比如你春节准备回老家看父母，但是春运车票早就卖光了，机票也没买到，于是决定开车回家。谁想，突然下雪，高速路封了，想回家却找不到回家的路，这个时候只能干着急，一点办法没有。很多人形容此时的自己是百爪挠心或者急得挠墙，这种情绪就是中医说的"心火"。伴随着这样的"心火"，很可能就是口生疮、失眠，甚至急得尿血了，特别是女性，后者就是常见的泌尿系统感染，用西医理论说是因为喝水少，局部清洁不当，用中医理论说，就是"心火下移小肠"。

西医的泌尿系统属于中医说的"小肠"的范畴，中医诊治急性泌尿系统感染多用去"心火"的药物。也确实，这种病的发作多和情绪有关，而且多是着急。特别是夏天，不仅因为夏天出汗多、排尿少，更因为夏天是"心"主的季节，所以最容易上"心火"，容易着急，容易急性泌尿系统感染。

17. 生气之后的开心药

（1）气得月经失调：加味逍遥丸

顾名思义，吃了可以心情逍遥一点，不那么憋闷纠结了。

这个药适合生气、郁闷或者心情紧张引起的各种问题，从女性的月经不调，到男性的总觉得嗓子里有个东西堵着——西医称为咽神经症，中医称为梅核气，或者生气之后几天都觉得胸口、胃里堵得慌，总想长出气，不想吃东西，甚至吃进去了之后停滞在胃里。

治疗月经不调，来月经之前郁闷，特别容易发脾气，甚至无缘由地想哭，乳房胀痛，甚至每次月经前都会神经性头痛，最好是每次月经前的一个星期，就开始吃这个药，吃到月经来潮，或者感觉各种郁闷好转就可以停，下次月经来潮前继续服用，连续三五个周期之后，憋闷的感觉减轻，就可以彻底停药了。

药店里的逍遥丸有两种，一种就是逍遥丸，另一种是加味逍遥丸。它们的区别是，逍遥丸治疗的是肝郁，加味逍遥丸治疗的是肝郁的同时已经有了肝火，此时热性比较明显，除了前面说的各种症状外，还有口干渴，月经的颜色鲜红，舌质也是偏红的，这些热象是因为肝郁没有及时疏解，郁久而化火了，或者本身就是个热性体质，肝郁之后马上入里化火了。

（2）气得口苦：龙胆泻肝丸

这个药比加味逍遥丸治疗的肝火要重，如果说逍遥丸治疗的是心情郁闷，想发火但没发出来而引起的各种病症的话，龙胆泻肝丸治疗的就是暴怒引起的。

比如和谁拍桌子瞪眼了，甚至起了肢体冲突之后，气得脸上的青筋都暴出来了，而且觉得口苦，如果有血压高、冠心病的问题，这个时候会犯病，因为"心"在中医五行之中属火，火由木所生，肝火太亢的时候，心自然要受累，所以大怒之后心脏会不舒服，甚至诱发冠心病。用西医解释就是激烈的情绪使血压升高、血管收缩、心率加快，如果之前心脏就有问题，是薄弱环节，这个时候就可能因为暴怒而发病，即便没有血压高，头也会发昏，"怒火冲冠"。

这个时候最好能尽快服用龙胆泻肝丸，吃到怒火平息，怒气不那么大了，嘴里的苦味也不再有了，就要停了，要"速战速决"。

"速战"，是为了使肝火赶快平息，不要郁滞住，避免由肝火转为肝郁。很多人生气之后没发火，别人看着挺平静的，其实心里暗潮涌动，这种人虽然不扰民，但最后会转为肝郁，成为致病的心结。所以，最高的境界是不生气，其次是有气宣泄出来，有火发出来，最差的才是看似平静实际自我煎熬。

之所以强调"速决"，是因为这个药比逍遥丸要苦寒得多。中医讲，苦寒之品容易"直折阳气"，意思就是寒凉的药物可以伤害身体的功能，最典型的就是激素的过量使用。

西医的激素如果按照中医的药物性质分，是属于寒凉的，很多人发热不退的时候，万般无奈之下会用激素退热，效果很快。所以过去疏于管理的时候，很多基层医院只要发热就给激素，所以基层医院治疗感冒发热的效果比大医院要好。

发热虽然好了，但是激素的诸多副作用逐渐显现，其中包括身体的抗炎能力在滥用激素之后下降。所以，中医对苦寒性质的药物是非常慎重的，有句铁律叫"中病即止"，意思是，症状缓解马上停用，要见好就收。龙胆泻肝丸也要遵从这个铁律。

这个药过去还是对付带状疱疹的药物。带状疱疹也称"缠腰龙"，因为这个病是神经病毒感染，所以会按照肋间神经的分布，围着腰长一圈。这个部位正好是中医说的肝经巡行部位，所以用去肝火的方式缓解带状疱疹引起的疼痛等一系列症状。但很多人的带状疱疹不长在肝经巡行部位，又是老年人，没有肝火的问题，这个药就不对症。

（3）气得打不上嗝儿来：柴胡疏肝丸

"柴胡疏肝丸"的作用是疏肝理气、消胀止痛，用于生气、郁闷导致的胸胁痞闷、食滞不清、呕吐酸水。通俗点讲就是生气之后胃停滞住了，自己都感觉到胃呆住了，想打嗝儿出来都很困难，甚至总想喝点加气的饮料，才能把嗝儿逗出来，而且还容易反酸水，或者总是打嗝儿，感到胃里的气只往上走，不往下走。这些都是典型的"生气添堵"。

这种问题，可能起于之前的一次生气，而更多的人似乎都想不起什么时候生气了，甚至可能觉得没有生气。不生气何来肝郁呢？其实，更多的肝郁是在不知不觉中慢慢积酿的，甚至是你自己都已经习惯了这种压抑和紧张，虽然无感，但是伤身却是无时无刻不在的。

这个药吃了之后，很快打嗝儿就痛快了，各种饱胀也会减轻。但要注意，也是见好就收，因为其中含有木香、三棱之类的力量很大的破气药，是不宜久服的，久服就会损伤正气。我见过不少生气之后身体变得特别虚的人，后来发现，生气是一个原因，另一个原因就是吃了太久这种疏肝理气的药，使他们疲劳无力。

（4）气得吐酸水：左金丸

我认识一个银行高管，身体一直不错，唯一的不舒服就是胃里总是反酸、吐酸水。各种西药试过，吃了就好，过一会儿又犯。原因也简单，西药给的多是能中和胃酸的碱性药物，中和之后自然好了，但又一波胃酸来袭呢？只能再吃。很显然，这不是治根的办法。

我推荐给他左金丸，里面就两味药：黄连和吴茱萸。黄连是入心经的，去心火的，为什么还能用来治疗胃酸？首先，胃酸是肝郁导致的，而心是肝之子，心火去了，肝火也就小了，胃酸也就控制了。去心火是什么？其实也就是平息情绪。中医的"心"和"肝"，是与心情、性情关系最密切的，说到底，他的这个反酸，症结在情绪。他说自己是高管，都是下面人听他的，他其实不受什么委屈，何来肝郁？

中医说的郁，包括了情绪的不畅快。这个不畅快，不仅是生闷气，还包括精神的紧张、持续的不放松，因为精神的最自然状态是松弛的，紧张的精神就是病态，就属于中医的郁。这个人虽然是个可以骂人的上司，但他背负的责任比挨骂的人要多得多，压力也大得多，他的肝郁只会比手下人更严重。

（5）气饱了：木香顺气丸

这个药用于湿浊中阻、脾胃不和所致的胸膈痞闷、脘腹胀痛、呕吐恶心、嗳气纳呆。

这个药虽然也是顺气，但这个气是因为湿阻中焦而不顺的。也就是说，因为饮食、气候或者本身脾虚，体内有湿了，湿阻引起了气机不顺畅。虽然病因不同，但和疏肝丸治疗是一致的，都是气滞，所以都针对胃里发闷、不想吃东西的问题。但适用这个药的人，一般舌苔是很腻的，湿更明显，如果这种体质的人再生点气，湿阻就更重了。这个药更长于祛湿，破气的力量没有疏肝丸大。

经常有人问我舌苔很腻怎么办，我一般都推荐给他二陈丸，也是一种中成药，其中主要的就两味药——陈皮和半夏，但因为价钱太便宜，药厂不愿意生产，经常买不到。这个时候还可以用 10 g 陈皮泡茶来代替，一般的湿阻，喝几天这个茶就可以减轻。

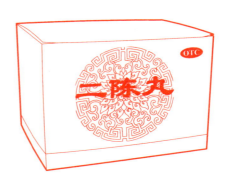

如果遇到腻苔去除不掉，湿阻很重的，就可以用木香顺气丸了，它比二陈丸燥湿的力量要强得多。

如果这个人本身是阴虚的，舌头很瘦，舌苔很少，甚至无苔，或者因为天气干燥而正上肺火、胃火，这个药就要慎用，因为其中的燥湿药会进一步伤阴，加重肺火、胃火。

（6）气得添堵：越鞠保和丸

越鞠保和丸是在元代朱丹溪的越鞠丸的基础上制成的。朱丹溪的越鞠丸，最初治疗的是"六郁"，分别是气郁、血郁、痰郁、火郁、湿郁、食郁，可治疗这六种郁导致的胸膈痞闷、脘腹胀痛、吞酸呕吐、饮食不化。

朱丹溪是中医大家中对情绪致病最重视的，这个"六郁"在他分析，一般都缘起于"气郁"，即郁闷的情绪是元凶，由此影响到身体的方方面面，首当其冲的是消化系统。所以后世将其主要落脚在生气之后的消化不良，胃肠功能失调，生着气吃饭之后落下的毛病，后来逐渐扩展到常见的食积，只要是吃得不合适了，胃里堵得慌，打嗝儿带有不消化食物的味道，恶心，厌食等。

比如，吃了一顿寒热夹杂的饭，吃了油腻东西的同时吃了冰的食物或者喝了冰水，再或者吃饭之后着凉了、恶心、不消化还有发热，这种情况多被西医诊断为胃肠型感冒。对此，西医一般没什么特效药，无非是退热药加酵母片，但中医就可以用藿香正气水配越鞠保和丸。特别是舌苔很腻的时候，提示身体内有湿，这时，无论春夏秋冬，都适合用藿香正气水解表，同时用保和丸来清里，也就是助消化，内外兼顾，很快就退热了，胃口开了。

（7）气得肝儿疼：九气拈痛丸

看药名就知道是止痛的，但这种痛一定要是生气引起的。俗话说的"气得肝儿疼"，其实说的不是肝，而是生气之后的胁肋胀痛，这是肝郁时的典型症状。这种痛多见于胸胁，因为这里是肝经巡行的部位，而且痛的部位不是固定的，而是窜着痛，一会儿这儿痛一会儿那儿痛。这种游走性的疼痛，多因肝郁，而固定的疼痛多因血瘀，后者就不是九气拈痛丸的治疗范围了。

西医诊断这种游走性疼痛，可能是肋间神经痛或者是肋软骨炎，这在女性很常见，甚至还会和心绞痛混淆。但心绞痛的发作多是在运动、生气之后，持续时间不超过 3 分钟，而且只要生气过了，运动停止了，总之是心脏的做功减少或者停止了就不痛了。而由心绞痛加剧成心梗，这就不是简单的胸痛问题了。

肋间神经痛等却不是，它们可能要痛一整天，甚至持续几天，光是这个疼痛时间就足以告诉你不是心绞痛了。在明确诊断后，对这种不要命的疼痛，西医一般只能给止痛片，而这个时候你可以试试九气拈痛丸，因为是针对生气这种疼痛的病因的，所以效果比止痛片要好得多，而且去除了病因，也就去除了疼痛之外的其他可能的"生气后遗症"。

因为生了一场气，这个月来月经的时候痛经了，这个时候也适合这个药。

和上面的柴胡疏肝丸一样，九气拈痛丸也是要见好就收的，因为这药止痛靠的是理气、破气，其中有莪术、槟榔、五灵脂之类的，久服有伤正气的可能，长期吃，人会被吃虚。

（8）气得泻肚：人参健脾丸

前面介绍的能解郁的药物，都有不同程度的疏导破气功能，少有补益效果，但人参健脾丸却是不折不扣的补药。之所以给生气的人吃补药，是因为生气、郁闷是可以使人内耗致虚的。肝木首先会克伐脾土，生气之后最先受影响的就是脾胃，脾虚之后体质肯定要变虚。中医有"见肝之病，当先实脾""急食甘以缓之"，都是为了赶紧补补受了委屈的脾，因为脾会被"欺负"虚的。

　　一个总是郁闷的人，大多数情况会是个瘦子，因为脾被克伐虚了，影响了气血的吸收，除了不想吃饭、饱胀，还有消化不良，以前可以消化的食物这个时候都消化不了了，时间久了人也变得疲劳无力，虚象很明显。这种时候，除了要解除肝郁，更要补足脾气，甚至可以双管齐下，加味逍遥丸配合人参健脾丸一起吃。特别是那种一着急就泻肚的人，比如说，要出门了，车在外边等着，越是急着上车，越是要腹痛，而且必须泻肚才能解决。这种病在西医多诊断是"胃肠激惹征"，就是胃肠特别敏感；如果看中医多会诊断是肝木克脾，治这种病有个痛泻药方，一看名字就知道是给这种一急就腹痛、一腹痛就泻肚的人量身定制的。可惜的是这个药方没有中成药，但是用逍遥丸和人参健脾丸配合，就体现了痛泻药方的方意。

　　经常有人问我某种中成药和另一种能不能一起吃，我的回答是，只要这个医生的诊断正确，一般情况下都可以。因为他之所以开两种甚至更多的中成药，是为了让这些药物互相配伍共同解决你的问题，如果开汤药的话，这些药就在一张方子里，煎药的时候都一起煎，怎么不能一起吃呢？

　　除非你的病症有轻重缓急，比如，本身是个肾阳虚的人，又暂时上火咳嗽，医生可能给你开了金匮肾气丸和羚羊清肺丸，这个时候就要先吃羚羊清肺丸了，等咳嗽好了，再吃金匮肾气丸，这是中医"急则治其标"的意思。咳嗽是一过性的、暂时的、急性的，所以治它的药要先吃，但肾阳虚可能是你的体质，是长久的、慢性的，等急性问题解决了再治。

　　还有一种药是人参归脾丸，和人参健脾丸仅一字之差，虽然二者的着眼点都是中医的脾，但精确定位还是有区别的。归脾丸定位的是神经系统，也就是脾虚导致的失眠心慌等，适合用归脾丸来去除失眠的原因而安眠；健脾丸针对的是消化系统，治疗的是脾虚导致的胃肠功能减弱或者失调。

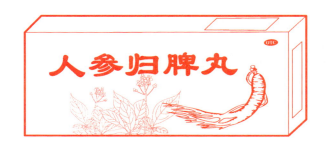

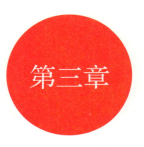

第三章

心火——
高效率生活
惹的祸

女 人 开 心 药 典

1. 幸福和钱有仇！富有未必开心！

　　曾经有个很有钱的女房地产商，钱赚得几辈子也花不完，但是，她总觉得自己不幸福，不幸福的程度和她手下的打工者差不多，甚至还没她手下的打工者过得开心。

　　实在闲得难受，就想到和朋友一起去旅游，先去了沙漠无人区探险，之后又去爬珠峰。她意外地发现，在这种生存艰难、别人看来是受罪的时候，她居然感到了幸福！所有平时吃不了的苦全能咽下不说，还能甘之如饴！

　　为什么？因为在那种恶劣的情况下，她没有其他更多的选择，唯一的选择就是从艰难的地方、没水的地方走出去，活下去。她之所以能感到幸福，是因为那时候，她的欲望很单一，欲望的门槛也变得很低，通过努力和坚持能实现。欲望实现了，她自然也就感到幸福了。她于是感慨地说，之前自己的不幸福，其实都是被欲望闹的。

　　之所以欲望高，是因为选择多，每个选择对她都是诱惑，选哪个、不选哪个都会纠结、后悔。之所以选择多，是因为她钱多，摆在她面前的机会多，反过来也就可以这样说：她的不幸福是钱多使然，幸福真的可以和钱有仇！

　　有个社会调查：月收入在 2000 ～ 3000 元的人的幸福感，反倒比月收入在 8000 元以上的人高，收入高的人感到更不幸福。

　　月收入 8000 元的人的眼界、见识与月收入 2000 元的人不一样，前者信息接受得多，欲望因此增加。挣 2000 元的时候见识少，真的以为"铁岭"就是大城市，到了"铁岭"就可以很开心。等到挣到 8000 元了，知道了马尔代夫，不去潜水就觉得不满足、不幸福……当一个人的欲望总在能力的上面、前面，他总要去吃力地踮着脚才能达到甚至也很难达到的时候，幸福自然就消失了，取而代之的是着急上火，这个火主要是心火。心火使他不高兴、不开心，而心火的感觉，形象一点说，就是急得百爪挠心，好像后边总有人用鞭子抽着、催着。

　　对此，中国中医科学院的陈小野教授，曾经给过一个公式，大家可以借此测一测自己的心火有多旺。

上火 = 欲望 – 实力

　　你高兴与否，取决于你心火旺不旺，而欲望越大，超过你的实力，欲望减去实力得到的差值就越大，心火也就越旺，这个时候，你就很难感到幸福。

　　比如，你遇到一座减价的别墅，但你的实际收入连交个两居室的月供都吃力，别墅再降价对你也是天价，但你不甘心不占便宜，非想买，又不能去抢银行，怎么办？只能着急上火。

再比如，你的领导要你第二天交两个方案的PPT，但从接任务到交方案，只有不到6小时，不交就要挨骂甚至被开除，怎么办？只能着急上火。

就算没遇到买便宜别墅、马上交方案的事情，"挑战自我"也是现代人常用的口号，甚至成了励志的生活方式，其实就是在每天为难自己的实力，怎么可能不上火？

我之前写过一本书——《不上火的好生活》，上市的第一天我去书店，想看看销售情况。营业员告诉我，早上来的书，不到中午就卖没了，因为现代人都容易上火。

为什么现代人容易上火？一个根本原因就是欲望，人们越来越有钱，见识越来越广，欲望也就越来越多、越来越大。但实力的提高不像欲望那么简单，不是拍脑门一想就出来的，需要努力，需要时间。所以，欲望很容易超过实力。这个差值越大，上火的程度也就越严重。一个浮躁的社会，人更容易虚荣，也就给这个差值的增大提供了基础。从某种意义上说，虽然社会进步、经济发展了，但我们较之先人，幸福感没有对等增加，原因就在这里。

中国古代的各种养生方式虽然不同，但宗旨是一个，都是把降低欲望作为养生的要务，无非就是使"欲望—实力"这个式子中的被减数小一点，不那么为难人们的实力。

比如道教说清心寡欲、清静无为，致虚极、守静笃，具体方法是孙思邈所提倡的"少思、少念、少欲、少事、少语、少笑、少愁、少乐、少喜、少怒、少好、少恶"。佛教讲"四大皆空"，禅定养生要克服外界六尘（色、声、香、味、触、法）的诱惑和内心七情六欲的困扰。

《黄帝内经》是中医的经典，相当于中医的"宪法"，它给出的治病大法不是具体的方药，而是一条条精神训诫、治病准则，其中关键的一条就是"恬淡虚无，真气从之，精神内守，病安从来"——只要心里安静了，疾病就减少了。

2. 情深不寿，过慧易夭

电视剧《琅琊榜》大热，虽然是架空历史，其中涉及的梅长苏生病的情节和原理也不堪深究，但唯独有两处很合乎医理。一个是晏大夫对梅长苏说："你思虑不停，何尝不是一种劳累呀。"另一个是梅长苏准备进金陵，拦不住梅长苏的蔺晨把药递给梅长苏时说的那句医嘱："心力交瘁时服一粒。"

从后来的剧情看，这个药确实很符合梅长苏的病情，他做的是在常人看来几乎不可能完成的事。欲望大于实力，梦想超越现实，为了实现梦想而做出的努力自然超乎想象，自然要透支身体，要心力交瘁。

生病虽然以前被简单认为是身体问题，但现在发现，几乎80%的躯体病都和心理有关，所谓"身心疾病"，现在几乎涉及了除感染、外伤之外的所有疾病，至少是疾病的重要诱因。这一点，中国古人在造字的时候就已经意识到了，所以在"病"字下面，放了个"丙"字。因为在天干地支中，"丙"是和"心"对应的，也就是说，古人早就发现，人生病，和心脱不开干系。

中医的"心"，指的不单单是我们跳动的心脏，还有我们看不到的思维、精神和能想出心事的大脑，这就是中医心和西医心的区别，简单点讲，中医的心＝西医的心＋西医的脑。

既然包括了大脑，心火自然就和我们的思考、用脑有关。而大脑除了思考，还有一个重要的作用，就是调节控制身体。人和动物的重要区别就是，人可以控制自己，不会因为尿急而当众做出不雅的事，这种控制能力是我们能感知的，还有很多无法感知的大脑对身体的控制，是无时无刻不存在的。从好的方面说，我们的血压、心率、呼吸可以不受意识控制，不用我们自己惦记着就能维持在正常节奏；从坏的方面说也是因此，我们身体的潜能被压制了。

每个人都要睡觉。睡觉的时候，大脑是放松的，大脑对"下属"的管理也是松懈的，身体因此得以修复。失眠的人身体不会好，因为他们的大脑总是紧张，不给身体修复放松的机会。

出家人吃素，粗茶淡饭，生命所需的蛋白质很少甚至是不足的。如果是"苦行僧"就更会营养不良了，甚至有人曾经给他们做过体检，发现很多指标都是不正常的。如果放在俗世中人身上，几乎需要住院治疗了，但僧人以此破败之身，活出了天年，是古往今来的长寿人群。因为他们通过修行等方式，使自己的欲望降得很低，心里没有杂念，甚至可以是没"心"

的，这是修行的最高境界。

这种境界中，人的大脑是完全放空的。大脑对身体的约束很少，身体的潜能因此就显示出来了，可以抵御、治疗疾病，保持身体的健康。这也是为什么，很多俗世中人得了顽症、绝症之后遁入空门，让自己的身体潜能发挥出来，借助潜能而不是药物治疗疾病，最后痊愈。

其实这一点，西医学鼻祖希波克拉底早就说过，"最好的药物是身体的潜能"。从这个角度反观，我们之所以生病，就是因为心里的压力、重重的心事使得大脑过多地压制了身体的潜能。所以有句话说，情深不寿，过慧易夭，无论是"情深"还是"过慧"，都是用脑过度，心思过重，用中医理论分析，很多时候就是心火暗耗导致了身体的不健康。

3. 处女座为什么不幸福

　　处女座是西方星座的概念，现在年轻人很讲究通过星座预知未来的命运，其中确实有一点道理。处女座的人，是指出生月份为 8 月到 9 月的人，在星座理论中，这个星座的人不容易幸福。

　　之所以有这样的结论，是因为这个星座的人过分追求完美，而完美是根本追不到的。不幸福就是因为追不到，总觉得还有不完美的地方，因此而沮丧或者消极。长此以往，就形成了固定的思维方式乃至生活方式，就算幸福就在身边，也可以熟视无睹，感受不到，而单单把目光投向没能被幸福覆盖的地方。所谓"身在福中不知福"，说的就是这类人。

　　国外有个研究发现，有洁癖的家庭主妇容易罹患癌症。最初研究者认定，是因为她们洁癖而清洁过度，过多使用清洁剂。但是，后来的结果发现，这些清洁剂并没有致癌能力，问题出在了她们清洁过度的洁癖心理上。

和此类似的一个调查来自国内，是上海中医药大学何裕民教授提出的。他发现，他的很多乳腺癌患者都有洁癖，家里必须整理清洁得一尘不染，否则就寝食难安。这类有洁癖的人，对生活的每个细节都很讲究，包括她们清洁用的东西，多是绿色的，用自制的纯天然的材料，甚至很少用洗涤灵这类清洁用品。但偏偏是她们，成了乳腺癌的高发人群！这个结论和国外的研究不谋而合，共同提示一个问题：追求完美而不是洗涤剂类的化学制品，才是她们得癌症的重要病因，洁癖是她们追求完美的表现之一。

无论是洁癖，还是其他形式的追求完美，她们在拥有了清洁和完美之后，仍旧很难感到幸福。也就是说，不完美的时候，为了达到完美而身心交瘁，等达到了一定程度的完美之后，她们又重新发现了新的不完美，所以，几乎没有时间和心情享受已经达到的完美。这类人，不夸张地说，她们要么在追求完美、向完美努力的过程中，要么就是在发现新的不完美的过程中。一来，她们会比其他人要累，甚至容易罹患疾病；二来，她们也比其他人，至少是同等生活状态的人要不幸福，因为她们没给自己留出享受幸福的机会。甚至可以说，这种不幸福，转过来又构成了她们的病因，如此恶性循环。

如果用中医理论来辨证的话，她们被追求完美的人生目标追剿得心不能安静，甚至促生心火，心火反过来伤阴，由此从精神层面的不幸福，转向身体层面的损伤和消耗。而所有的这一切，似乎是命中注定，只要是追求完美的性格，就可以影响她们的一生，这是典型的"性格决定命运"，这样的例子不胜枚举。

4. 最亏的人生就是按揭痛苦

医学上有一种病叫疑病症。所谓疑病症，是一种以担心或相信自己患严重疾病为心理特点的持久性的神经症。

得了疑病症的人，担心自己的身体里暗藏危机而反复就医，但是，各种医学检查得出的阴性结果和医生给他们的详细解释，都不能打消他们的疑虑。为了这个解不开的结，疑病症病人即便在健康的时日，也始终处于焦虑、抑郁状态，过得生不如死。

得这种病的人很亏，因为他们身体虽然健康无恙，却被自己对疾病的猜疑折磨得没有一天安生日子。当然了，比他们更亏的，是先疑病，后来竟弄假成真者。他们的生活在疾病真正到来之前，就已经被搅和得毫无质量了。和那些迟迟才发现疾病的人相比，后者虽然被疾病打了个措手不及，但至少保住了疾病被确诊之前的那段无忧无虑的时间。

疑病症是在按揭灾难。他们因为心理、性格问题，使疾病本来占据的时间、影响的生活，提前了很多年，等于是在以分期付款形式，将灾难提前分摊，这自然是最不划算的事。

我做医生的时候就遇到过这样一个患者，是个四十几岁的妇女。她总觉得自己得癌了，拿着各种医书和自己的症状相对照，越对照越觉得可疑。她为此换了多家医院，做了各种影像学检查，但每次拿到别人感到庆幸的"未见异常"诊断书，她都觉得是误诊，是仪器有问题。找到我们时，她的这种状态已经持续了五六年，那之后不久，终于在胃里发现了肿物……医生告诉她，还好，是早期。

我记得她好像一下就放松了，似乎她的生命就是为了等待、证实某种灾难的最终到来。和那些在灾难的夹缝中幸福生活的人相比，她真是一点都没有赚到。虽然被发现疾病的时候是早期，但她的好日子几乎和晚期胃癌患者无异，只是后者的灾难出现在被确诊之后，而她的灾难在胃癌发生前五六年就开始预支了。很多人羡慕那些心脏病猝死的人，在生命最丰沛的时候戛然而止，至少在健在的每一天，因为不知祸之将至而过得很有质量。

著名作家史铁生是我最喜欢的作家之一，他因为高位截瘫，常年坐在轮椅里，一生都在和疾病交手。他在他《病隙碎笔》一书中写过一句话，说当他咳嗽的时候，才知道不咳嗽的嗓子多么安详；当他发烧的时候，才知道不发烧的日子多么清爽……他给出的最后结论，其实是对所有和生活较劲、总是自觉不幸福的人的一次"松绑"，他说："其实每时每刻我们都是幸运的，因为任何灾难的前面都可能再加一个'更'字。"

5. 心理减负才是养生

　　高效率是现代生活之必须，也是社会发展鼓励的行为方式，但是，这绝对不是生命之必须，更不是健康的生活方式。相反，健康真正需要的是平静，养生需要慢生活。要想达到这种状态，其实是要做减法的。

　　自古以来，人的欲望与现实不相适应，一直是影响健康的一个大问题，所以中国古代的各种文化包括宗教，都把降低欲望作为养生的法宝，强调的就是一个"静"字。所谓"心静自然凉"，是民间常有的说法。"凉"，其实就是不上火。怎么不上火呢？是心先安静下来，这是根本。心静了，就算天气很热，没有空调电扇，也会慢慢凉快的。

　　福州的一位妙智法师，活到了116岁。生前他总结自己的养生秘诀，就是"三勤、三静、三淡、三乐"。具体说，就是脑勤、手勤、脚勤，静心、静气、静行，看淡权力、看淡金钱、淡忘年龄，助人为乐、知足常乐、自得其乐。

前面的"三勤"，其实是不动心的，属于单纯的身体运动，包括单纯地动脑，也完全可以不动心。比如围棋、象棋之类的棋类比赛，之所以归入体育运动，就是这个道理。真下围棋的时候，人的心要很静，这个时候，纯粹的脑力运动就和肢体运动没什么两样了，至少在对身体之阴的消耗性上，动脑与动心完全不同。

牵扯动心的时候，这位法师强调的是"静"，包括后面的"淡"，其实就是在做减法，减少自身的欲望，由此减少精神因素对内分泌的袭扰。这一点，是现代人很难做到的。

大家现在都知道养生了，也知道锻炼了。但是有一点一定要清楚，单纯的运动锻炼，未必就等于养生，特别是那种处于无奈之中的健身。看到别人都健身，自己也去，但是非常不情愿。跑步的时候数着还差多少步，看着表想还差多长时间就熬完了，每次健身都觉得是在完成任务。还有吃饭，营养学上讲究食物的多样性，营养专家提倡每天要吃够多少种食物。很多人笃信这一点，结果到了晚上，一算，今天一天吃的东西种类不够，还差三种，怎么办？纠结了，甚至为了完成任务，再起身把这三种吃够……凡此种种，即便在理论上对身体多有益，只要你想起来觉得累，觉得麻烦，就算捏着鼻子，勉为其难地这样做了，也失去了养生的价值。

因为在做的时候你不享受，甚至是在受煎熬，这种状态不是"身心合一""灵肉合一"的，自然就会缺乏养生的价值。也是基于此，真正的养生才要做减法，通过减少欲望使心先减负。至少不能因为养生，心里又多了一份负担，心理负担减轻之后去做的事情，才具有养生功能。

最典型的就是写书法、画国画的人。现在我们发现，在所有职业中，这两种职业的人，寿命是最长的。他们可能一生也没有多少健身意义上的锻炼，最多是太极拳，而太极拳的运动量其实是很小的，他们却能身体很好乃至长寿，就是因为无论是国画、书法还是太极拳，都是心理减负为重。写字和画画的时候，人是陶醉其中的。由此获得的身体健康，是心理减负的必然结果，至少可以将精神对内分泌的压制充分解除。

所以出家人、苦行僧，如果单纯从营养状态上看，他们很差，营养几乎供不应求。但他们的心很静，欲望很少，对身体的消耗也就很少。他们的身体本身在"节流"，即便外来营养补充得不足，存在开源不足的问题，也显现不出来。

佛教的禅定养生，要克服外界六尘的诱惑和内心七情六欲的困扰，只有这样才能入定。而实验研究的也证明，人在入定的过程中，身体的能量代谢确实是降低的，而且低于睡眠状态。所以练功的人，会感觉"通体清凉"。

入定的时候，身体的神经兴奋性减弱，副交感神经兴奋性相对增强，胃蠕动、排空加快，都有利于热量消耗的降低，身体之阴也因此得到了保护。由此也可以看出，如果你的心不静，欲望很多，就算你不吃大鱼大肉，吃素，也难以达到理想的健康状态。

6. 卫计委推荐：每天发呆5分钟

二十几年前，街上刚有咖啡馆的时候，一家咖啡馆的宣传语中，在"小聚""聊天"旁边，写着"发呆"二字。适时，人们正被"效率就是金钱"的口号催打着，这个和当时氛围背道而驰的消费提示没人也没时间顾及。

2016年10月，"每天发呆5分钟"被卫计委作为健康生活理念推荐给民众，这应该是很少有的智慧又温暖的官方提示了。很显然，当医术的发达和患者的增加同时出现时，作为医院的主管部门，卫计委想通过"发呆"，来帮人们收收"心"了，因为越来越多的证据表明："心"是疾病的立足之地。

大脑皮质是身体的最高指挥中枢，它保障也约束着身体的各种功能，这个约束的通路就包括我们熟悉的内分泌。不管是能降血糖的胰岛，还是能产生卵子的卵巢，无一不与大脑皮质以内分泌轴的方式相连。

只要心不静，大脑皮质就要对下属发号施令，心中杂念过多，这些号令中就有了昏着，疾病就会发生。遗憾的是，身与心的这个固有联系，曾经被生物医学模式的西医学忽视过，在重视治病而忽视治人的习惯性思维中，在心动超过身动的现代生活方式中，发呆一直被认为是件耽误工夫、有损效率的事。

最近，陪几个朋友找北京中医药大学的刘天君教授，他是国家中医药管理局中医气功学重点学科带头人。找到他的，多是被医生告知手术失去机会、化疗无效的癌症患者，为刘教授之前的成功案例所鼓舞而来学习。

抛开借气功之名行骗者不论，就算是正规气功，也被误会已久。因为气功不能眼见为实，它不像吃药打针，可以眼看着治疗在自己身上实施。气功治病的原理，简单说，就是比发呆更加主动的头脑清空，在意识完全清醒的情况下，什么都不思、不想。此时，约束甚至羁绊身体潜能的大脑，开始放手，身体的自我调节乃至疾病治疗就此开始了。

身体的潜能在医学越来越发达的同时，被忽视甚至替代了。更麻烦的是，这种替代，至今仍旧被认为是一种积极的、科学的治疗，直到被医学宣布不治时，才返回来寻找身体的潜能，才成了自我救赎的最后途径，才有了连卫计委都要提倡的"每天发呆5分钟"。

有个现象很有意思：一组癌症患者在罹患癌症后精神失常了，本来是雪上加霜的事，于他们却是柳暗花明。精神正常者中，很多人患癌后不治而亡，但一些精神分裂者的癌症却消失了……这个现象说明一件事：病由心生。精神病患者的思维不正常，正常人有的心思、心眼都不复存在，他们甚至是没"心"的，整天疯疯傻傻。他们能从癌症中侥幸逃生，也正因为如此。

　　现代医学中所说的大脑皮质，既是欲望和奢求的沃土，也是情怀和心胸的根基。中国古人在总结长寿者的特质时说"仁者寿"，这个结论用医学原理解释也是成立的：仁者，首先是人性敦厚者，有了敦厚的人性做基础，才可能清空心中的不平。他们的健康长寿，是宽容的回报，也是心静的疗效。

7. 如果他当初多喝一杯茶

　　"春雨医生"的创始人张锐，在 2016 年国庆节刚过，就因心梗突然去世，刚刚 44 岁。

　　他之前是北京一家著名媒体的新闻中心主任，那份报纸在北京这样竞争激烈的媒体圈能拔得头筹，靠的就是苦干、拼命。身为新闻中心主任，他更是以身作则。之后他去了网易，那更是个压力远超过纸媒的地方。从那里，他又搞起了健康新媒体的创业，一切再次重新开始。他自己回忆说，从创业开始，他先是为资金链断而发愁，后是怕产品不挣钱而焦虑，每天就这样和压力相伴着，直到最后悲剧发生。不夸张地说，张锐是急死的、忙死的，他的猝死和他的事业一样，身不由己！如果之前，他能每天抽点时间安静地喝一杯茶，也许一切就是另一个样子。

　　罹患淋巴癌的李开复，之前也是同样忙累。他在癌瘤被控制、缓解了之后说起一件事：有一次去朋友家，他发现朋友家的桂花居然那么香！他的朋友说，其实一直是这个样子啊。李开复这才发现，之前虽然他去过好几次，却都因为只顾工作，对美好的事情一直视而不见……连身边的花香都无法察觉的人，肯定是没时间喝茶的，咖啡或者红牛才是这些奋进者的饮料，非此不能激发奔忙时的力气。

中国人喝茶，原本是为了给生活做减法的，英国的"下午茶"却成了"太太圈"的时尚。我敢肯定地说，黄油、果酱、司康这样的英国茶"标配"以及喝茶时的氛围，才是她们更热衷的。英国茶最初是贵族的社交之需，这个人群也正是"宫廷病"的"原创"。

医学上将"痛风"等因高热量饮食导致的代谢性疾病称为宫廷病。这些疾病最初的高发人群，生活在有足够实力使食物保持高热量的宫廷。黄油、奶酪、牛排、牡蛎等是罪魁。现在，我们的生活也堪比西方宫廷，身边的痛风者开始比比皆是。

奇怪的是，如此的宫廷病仅见于西方，中国古代宫廷从来没有宫廷病，有的只是后来为民间效仿的宫廷养生方。中国宫廷算是中国养生的"领跑者"。原因很简单，中国宫廷的饮食讲究的是珍稀，是燕窝鱼翅之类，并不以热量高而取胜，这一点是遵循了中国传统的养生概念。中国人喝茶的养生效果，有的研究说，喝茶有益健康，是因为茶叶中含有能软化血管、抗氧化的物质。但是，一个人一天喝的茶不过三五克，最多十克，能吸收多少这样的物质呢？但我敢肯定,如果把这些营养物质提纯出来,装进胶囊,每天像药一样吃，它的效果不会比每天在"茶海"前安静地喝茶、品茶更好。因为喝茶养生不仅仅在于茶叶，更在于喝茶这个形式。中国茶讲究的是素身、静心，是给忙碌的心和胃一点闲暇。

真有养生效果的是中国茶，因为中国茶是做减法，而英国茶是做加法。后者除了多出来的甜腻食物，还有和茶同在的人际寒暄、社交虚荣。最传统的英式下午茶，男士要穿着黑礼服，女士要穿着镶着蕾丝花边的丝绸裙子，而且必须穿高跟鞋……这些是比高糖、高脂之于身体更沉重的心的负累吧。

我去山东东阿的中国阿胶博物馆参观时，见到一位百岁的台湾老人，专门来东阿谢恩。她从 18 岁开始吃东阿阿胶，百岁时的容貌和体态看上去不过七旬。参观者因此纷纷为阿胶解囊。鹤发童颜、青春不老对任何人都是诱惑。

阿胶的效验早被历代医家首肯，但能将其效验发挥到如此极致，恐怕不仅仅是阿胶的事了。那些早逝的精英，大多事业有成，阿胶这种档次的滋补品，于他们轻而易举，再通过科技方式使之"速溶"也不是难事。很显然，他们的健康出问题，不是没能吃上阿胶，而是没有一个吃阿胶的心态。就像张锐，就算他端着一杯茶，也会被创业之心催打得坐立不安。

一个能从 18 岁就坚持吃阿胶的人，生活一定是规律的、从容的，估计也很少着急上火。老人的面容非常和善、安详，因为她不会在仓仓促促地咽下阿胶后，就去开一天里的第五个会，更不会对飘香的桂花毫无察觉。

每天一杯清茶、一块阿胶，在午后的阳光中安度半小时，也许早就是她祖传的生活方式。这种安逸和阿胶一起，给身体补助，更是给心理减负，二者缺一不可地造福着生命。

8. 世界并不是你眼中的样子

我认识一个朋友，得了卵巢癌。她之前一向身体很好，几乎没去过医院，家族中也没有癌症史。得了癌症之后，医生让她回忆自己有什么心理打击、情感挫伤，也确实没有。但是有个问题，她即使在反省自己的时候都没有意识到，那就是追求完美。

但是她的追求完美和那些洁癖者不同，她不是通过在意身边的生活细节而追求完美的，而是总不知足。包括生病之后，即便是这次化验指标都正常了，换作别人肯定会高兴一阵，但她不，她马上就想，现在正常了，一个月之后呢，到时候会不会不正常？如果不正常怎么办？于是她在拿到正常报告的当天就开始不高兴，开始为未来担心了。而她的整个人生其实一直这样，就算做完了手边的事，就算这个项目被领导首肯，她也会马上想，接下来该做什么了？能不能再被首肯？

　　还有一个患者，乳腺癌，她没上过大学，但非常要强，一定要培养儿子上大学。儿子也争气，考上了北京邮电大学，是重点大学。但是她不满意，觉得不完美，愣是让儿子放弃重考。结果第二年，儿子仍旧争气，考上了清华，并且在毕业之后进了很好的公司，是公司中的栋梁，收入不菲。别人都觉得，她这个当妈妈的该满意、知足了。结果不是，还是不满意，她觉得儿子当时要是在国外读研，应该比现在还好……

　　这两个人在患病之后都找了心理医生，想使自己变得幸福一点，心理医生归结她们的症结为：不会活在当下。我则总结，她们放着好日子不过，非要"预支痛苦"。

　　让她们活在当下，就是尽量感受现在的状态。吃饭的时候感觉饭的味道，喝茶的时候体会茶香，而不是吃饭的时候想着这个碗是不是特别难刷，喝茶的时候想着喝完茶还有哪些事情得想出来。如果是后者，一来没有心思体会饭香和茶韵，二来还会被自己对未来的张望搅和得心神不宁。她们从心理上不能接受现实，这是她们的心结，甚至也是她们的病因。

　　北京中医药大学的刘天君教授是中国著名的心理督导师。他收治的患者中，因为所愿未遂，没能达到完美而郁闷的人很多。刘教授常对他们用自己经历的一件事情举例。有次去瑞典，刘教授特意买的下午 3 点落地的航班，为的是在天黑前找到预订的旅馆。结果落地后才发现，那个季节的瑞典，3 点多钟已经快黑了，好不容易找到地址，却发现门牌号虽然对，但是座古堡，根本不是旅馆，只好电话打回国内。预订的网站告诉他地址没错，就是那里，但无论怎么敲门都没人应答。几乎放弃的时候他无意中一低头，发现脚下有个地下室，门牌号和上面那座古堡是一样的，原来他订的旅馆在这儿……

刘教授总结这次差错：首先，他以为下午 3 点天还亮着，是他对瑞典的错误认知；其次，如果他不退一步，不低头看，可能永远也看不到那家旅馆——这就是人的局限性。这样的局限性的产生不是因为事情本身，你看到的事情也只是你眼中的，那并不是事情也不是世界的真实样子。后者是要在人们的后知后觉中逐渐认识的。所以佛家才会以放下执念来劝慰世人，因为你执念的、努力追求的，都只是你想象出的完美而已。理解和接受这种不完美，心里就少了无谓的挣扎，心就宽了，人就轻松了很多。反之，总是不满意，纠结着，心神不宁，最直接的结果就是伤阴。这种伤阴是绝对不能小看的，用西医概念说，就是对细胞组织等身体"固定资产"的恶性消耗。罹患癌症本身，就是这种消耗的结果。

9. 为什么每次加班、出差都会上火

　　一加班、一熬夜、一出差就会上火，这是很多人的经验。为什么这时候会有这么多火？吃什么药才能去火？其实，这些火大多是因为虚，因为你的免疫力被突然变化的节奏或者突然增加的辛劳削弱了。所谓上火，其实是免疫力下降的标志。

　　这些火最多见的是长口疮、起疱疹，无论是口疮还是疱疹，都会在你免疫力下降的时候发出来。因为口腔本身细菌就多，平时不劳累、睡眠充足的时候免疫力也正常，这些细菌可以和你和平共处。疱疹则是病毒引起的，包括疼痛难耐的带状疱疹，现在发现是水痘病毒潜伏在体内的结果，它们都会等到你免疫力下降的时候伺机而动。而只要是睡眠减少，生活节奏或者负荷突然改变或者加重，免疫力马上就要降低，包括突然的精神紧张，直接威胁的也是免疫系统的功能。这个功能下降了，原来潜伏的细菌或者病毒就要作乱。此时，口腔是第一个被攻破的。所以最常见的就是长口疮，而疱疹，特别是带状疱疹，则是免疫力下降比较严重的一个提示。

尤其是以前长过带状疱疹的人，一般情况下，这个疱疹是得过一次后终生免疫，不会再发的。如果长了第二次，就说明免疫力已经低到了极点，很多老年人有这个问题，经常会在第二次带状疱疹出现前后发现癌症。这两个没有因果关系，它们是平行发生的，但共同的基础都是免疫力低。

鉴于此，这样的上火就不能仅仅指望去火药。去火药确实有点效果，因为它们是中药里的消炎药，可以减少这些问题中感染的那部分，但并不能提高免疫力。特别是总是上火、总是起口疮的人，必须要提高免疫力。

除了吃药，还有一种办法很简单，就是赶快休息，调整作息，让心情恢复平静。后者的作用不比药物作用小，因为通过静心才能去掉上火的根源。

历史上还有个著名的故事：李广射虎。这是记载在司马迁写的《史记》里的，原文是："广出猎，见草中石，以为虎而射之，中石没镞，视之石也。因复更射之，终不能复入石矣。"

大概意思是，李广打猎的时候，突然遇到了老虎，他吓坏了，因为生命受到威胁了，马上拉弓射箭，还好，一箭射中，躲过一劫。李广又去那个射中老虎的地方看，才发现那根本不是老虎，只是一块像老虎的石头，因为当时紧张着急，力量超大，居然把石头射穿了！这个时候，李广再次拉弓射箭，却怎么也射不进石头了……之所以那天能超常发挥，就是因为当时着急了，也因为着急而上火了，由此调遣出了身体的潜能。

　　如果你一天到晚都处于对未来可能发生事情的担心之中，不能活在当下，心里就永远是着急的、不能静下来的。身体就会不时被调遣出潜能，免疫力总是处于低下状态，这就要伤阴，就要生病。中医讲的阴，就是西医讲的身体的物质基础——细胞、组织、器官。阴虚的人身体容易消瘦就是这个道理，因为他们的细胞、组织这些身体的物质基础被"火"烧掉了。

　　但是，身体物质基础的消耗，不可能无尽无休，因为人的寿命有定数，细胞的分裂生长也是有定数的。只要不断地消耗，细胞就要加劲分裂。久而久之，定数就用尽了，细胞就停止分化生长，不仅如此，在分裂修复的过程中就要出错。这个错误就是正常细胞转变为癌细胞，他们就会比其他人更容易衰老，更容易患上癌症。从这个角度说，想要长寿，想要健康，就不能总是上火，如果一个人总是把对未来的担心当日子过，不能活在当下，他就很难长命。

10. 知柏地黄丸会降低性欲吗

我做住院医生的时候，带我的老师是个妇科专家，他现在已经是国家级名老中医了，我记得他多次嘱咐我们说，用知柏地黄丸一定要慎重，特别是年轻人，就算有虚火问题，也要适可而止，一旦过量是可以影响性欲的。这个说法在后来的临床中也不断被有经验的中医提起。作为药店里能买到的常用中成药，知柏地黄丸真能有如此影响吗？

知柏地黄丸治疗的是阴虚导致的虚火旺盛，这种人会盗汗、手脚心热、失眠心烦，甚至出现很多病态的亢奋，这种亢奋可以是性欲上的，也可以显示为一些内分泌疾病，比如甲亢、糖尿病导致的消瘦等，还可以是性早熟。后者现在常见于小女孩，不到 10 岁就来月经了……这些病引起的症状，如按中医辨证，都属于热性的。

但这个热，不是实热，而是虚热，是阴虚导致的阳气貌似亢盛。对此类疾病的治疗去火是一方面，补阴也是一方面，要二者兼顾才能使阴阳恢复平衡，抑制住病态的亢奋，所以，前人才给出了知柏地黄丸这么个组方。

知柏地黄丸是以六味地黄丸为基础来补阴，用知母和黄柏去虚火，而不是单纯地用知母和黄柏这两个性质苦寒的药物，就是为了防止单纯去火无效、过量。换句话说，如果说会降低性欲的话，责任是在知柏地黄丸中的知母和黄柏上，就算平时用药，这两个药也要中病即止，不能过用。因为一旦过用，损伤的可能不仅是性欲，全身的功能都会受影响，这也就是中医说的"苦寒之品，折伤阳气"的意思。性功能包含在中医所说的人体阳气之中，是阳气的一部分。

那么，是不是黄柏和知母就不能用了？知柏地黄丸就不能吃了？绝对不是。

人体的阴阳要保持平衡，这是健康的基础。如果阴虚了，阳就多了出来，这就是上火，这个火还会反过来继续消耗人体之阴，加重这个恶性循环。而中医无论治病还是养生，都讲究"奉阴者寿"，意思就是人体之阴是健康长寿的根本，非及时去除伤阴的元素不能恢复健康。所以，必要的去火不可少，只有把多出来的阳去掉了，阴阳才能恢复平衡。知柏地黄丸是常用药，但确切地说，黄柏、知母这样的去火药，吃到亢奋的阳去掉之后，就要停了。如果再吃，去的就不是火，伤的就是正常的生理功能了。

从症状上说，吃到盗汗、手脚心热、失眠等虚火症状消失，就要停药。黄柏、知母对付的是过多的火，这是它们应有的用武之地。如果再多吃，就用力过度了，就要伤及原本平衡了的阴阳，使阳的那一部分减少，这就要由虚火时候的阳气亢奋变成阳气不足了。性欲的抑制或者降低就是阳气不足引起的功能低下，有经验的中医使用知柏地黄丸时的顾忌也在这里。

简单点讲，知柏地黄丸在有虚火的时候可以放胆用。这个时候，知母和黄柏的力量都作用在虚火上，没有余量来损伤正常的功能，但虚火一降就停用，再用就要伤正气、伤正常功能了，这就是它的用药准则。只要能遵守这个准则，知柏地黄丸就能解决很多慢性病的消耗性后患。因为中医讲，久病必虚，这个虚就包括阴虚，阴虚就难免火旺。对这类人，知柏地黄丸经常是进入调理的先导：先去掉耗阴的虚火，再进一步持续补阴，以此弥补疾病对身体的损伤。

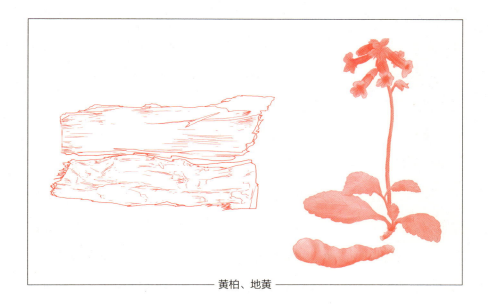

黄柏、地黄

11. 加了麦冬的酸梅汤，可以治"路怒"

近年来有个新词叫"路怒"，意思是那些开车的人，一言不合就发怒，由此引起车辆的追尾、剐蹭。这种情况在夏天更多见，不仅仅因为天气热，还因为夏天更容易上心火，而心火旺的时候人就容易动怒。所以，如果你在夏天的解暑茶中，加点能去心火的药物，就能在解暑解渴的同时平息路怒，这个药就是麦冬。

很多人自制解暑茶，无非乌梅、陈皮、菊花、冰糖之类，而大家都觉得麦冬是补肺阴、治咳嗽的，多用在春秋干燥季节。的确，麦冬适合干燥或者阴虚导致的咳嗽。麦冬和乌梅泡水，一个是甘味的，一个是酸味的，中医讲"酸甘化阴"，正好解决了阴虚干燥导致的口舌干燥、干咳无痰等。有的人晚上睡觉总是口干口渴，但又没有糖尿病的问题，我就建议他们用麦冬、乌梅各 10 g 泡水喝，加点冰糖，味道不输市面上的各种饮料，而且口干的问题很快就解决了，因为这个配伍用来滋阴很有效。

　　还有一种情况也会用到麦冬，比如这个人因为感冒或者其他原因而发热过后，虽然通过治疗体温降下来了，但是胃口很不好，舌头上一点舌苔都没有；或者很多慢性的消耗性病，比如糖尿病、甲亢等，都是会伤阴的，这种无苔的舌头是胃阴虚的结果。这种胃阴虚的情形下，消化功能会受影响，康复得就慢。这个时候可以用麦冬 10 g、葛根 10 g，有条件的可以再加上石斛 10 g 做善后，尽快使胃气恢复。

　　麦冬还有一个作用，很多人不知道，就是可以治疗心动过速。很多女性有这个毛病，稍微受了惊吓，心动过速就会更严重。心动过速在中医看来很多时候是因为阴虚，阴虚导致虚火而使心率超过正常，和路怒的原理是一样的，都是心阴虚引起的虚性亢奋。用麦冬就是为了补心阴。因为麦冬除了入肺胃经，还能入心经。我们用来强心甚至治疗休克的生脉饮中只有三味药，其中一味就是麦冬，因为麦冬可以滋心阴。特别是心率快，自己也觉得心慌，说话都有气无力的时候，可用麦冬 10 g 和人参或者西洋参 10 g 相配。现在的药理也证实，麦冬可改善心脏血液动力，增强心肌收缩力，增加冠脉流量，缩小心梗范围，抗心律失常，这些都在中医补心阴之列。

　　北京一家著名中医院的心内科，自己有个抢救药，叫参麦饮，是人参和麦冬组成的，现在这个药也有了成药。医生们发现，这个药不仅能缩小心梗的范围，还能治疗心律失常，特别是心动过速。因为麦冬可以补阴，心阴充足了就可以把"心神"收纳起来了。而心律失常，包括前面说的这种自己能感到心跳，慌里慌张的，也是因为"心神"跑到外边瞎溜达了。之所以跑出来，就是因为心阴不足，能补心阴的麦冬针对此就有安神作用。

就算你没有心慌，没有心动过速的问题，在夏天的时候也可以用一点麦冬，使心安静下来。如果夏天你出汗出得很厉害，甚至出汗之后自己都觉得虚了，比以往容易疲劳了，可以再加上10g五味子。五味子也是酸性的，茶的味道不会受影响，而且它的酸味不仅可以使异常出汗有所减轻，还能使睡眠质量提高。

方 子　能治路怒的酸梅汤

乌梅 3～5 枚	麦冬 10 g
陈皮 10 g	五味子 10 g
文火熬煮半小时后加冰糖适量，放凉即可饮用。	

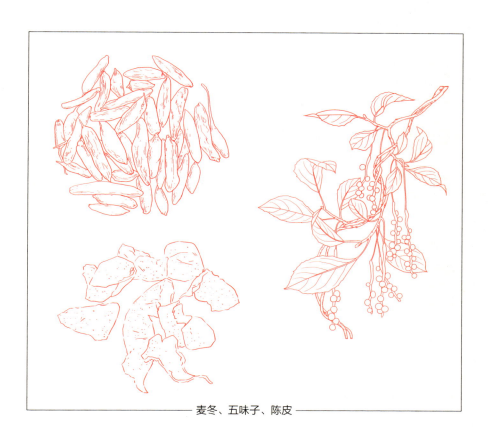

麦冬、五味子、陈皮

12. 现代人为什么爱失眠

现在失眠的人越来越多，根据 2010 年中国睡眠研究会的调查：从全国各大医院门诊统计，中国内地成年人中失眠患病率高达 57%，工作人群中有 65% 的人存在睡眠障碍，这个比例已远远超过欧美发达国家。

失眠的人很痛苦，一是因为失眠本身，躺在床上长夜漫漫，第二天心情烦躁，体力不支，长期失眠会使免疫力降低，很多疾病就是在严重的失眠之后接踵而至的。二是因为安眠药，他们会在吃不吃安眠药的问题上很纠结，除去安眠药吃了之后的后遗作用，比如第二天早上还会头脑发昏、浑身乏力等，失眠者更担心的是，安眠药会越吃越多，产生依赖性，直到无药可治……这种纠结甚至成了他们失眠的另一个原因，于是他们想到了中医、中药。

事实上，中医是没有安眠药的，还是那个"授人以渔"的特点，中医治疗失眠从来都是去除失眠的原因，因此，中医会用很多看似不是安眠药的中药，巧妙地解决失眠问题。也因此，中医治疗失眠说得最多的不是安眠，而是"安神"，意思是，引起失眠的心神一旦安稳了，人就不失眠了。

对失眠的治疗，唐代王冰的《黄帝内经·素问》，明代马元台的《内经·素问注证发微》、张景岳的《类经》，清代张隐庵的《黄帝内经·素问集注》等，都是从阴阳来论的。因为"人生有形，不离阴阳"，而睡眠与觉醒、安眠与失眠的交替循环，类似中医阴与阳的变化，是人的生命活动中最显著、最典型的阴阳节律之一。

明代名医吴瑭在他的《温病条辨·下焦篇》中说"阳入于阴则寐，阳出于阴则寤"，意思是，只有阳入了阴，人才能正常安睡。这是人类长期进化过程中，适应天地阴阳消长规律的结果，是基于天地自然阴阳的大环境产生的。因为阳主动，而阴主静，当阳气入于里，动的被静的收纳，人才能神安而入睡。当阳气出于表，动的离开了静的管制，人则神动而苏醒了。

既然睡眠的过程涉及阴阳的平衡，所以只要是阴阳不和，都可以产生睡眠障碍，或者是做各种各样影响睡眠质量的噩梦。

这一点，和现代睡眠学理论不谋而合：人的睡眠，是在睡眠与觉醒系统作用下完成的。要使睡眠得以发生，力量相对较强的"觉醒系统"的活动就要首先减弱，力量相对较弱的"睡眠系统"要充分发挥作用。如果"觉醒系统"活动过强，或"睡眠系统"力量不足，人就失眠了。这个"睡眠系统"类似中医说的"阴"，"觉醒系统"类似中医说的"阳"。

　　打个更形象的比喻，我们的清醒与否，由中医说的"心神"主管，"心神"类似睡眠学说的"觉醒系统"。当心神不回家，在外游荡时，人就是清醒的，只有心神安静地回到家里，"睡眠系统"才开始工作，这个时候才有可能睡着。如果"心神"住的房子因为各种各样的原因被拆了或者变小了，"心神"没了立足之地，在夜里就只能外出游荡；或者房子虽然有，但房子里面乱得没法住，心神因为厌恶回家而在外游荡。这两种时候，人都会失眠。虽然如果看西医，统一都给安眠药，但安眠药的区别是，作用时间长的，用在容易早醒的失眠上；作用时间短、起效快的，用在很难入睡的失眠上。

　　如果看中医，区别就大了：心神没房子住的属于肾阴虚，治疗要用能补阴的黄连阿胶汤；心神有房子却不住，房子很乱，属于肾阳虚，阴阳不交，治疗要用交泰丸。现代人之所以失眠的越来越多，从大的背景上看，就是因为我们总是为事情所扰，心神因为各种原因而浮越在外了。

13. "上热下寒"的失眠：交泰丸

中药的方剂名字很有学问，比如白虎汤、交泰丸。所谓交泰，笼统地说就是使阴阳相交，相交了才平衡，身体才能安泰。人体的阴阳一旦不平衡，阴阳相离了，就要出问题。很多人的心烦、失眠以及由此引起的心绪紊乱，归根结底就是因为阴阳背离，所以要通过交泰，来使身体回到和谐状态。

交泰丸是一个治疗心肾不交的著名中药方剂，它所治疾病的特点是上热下寒。这个人可能总是心烦，好像火气很旺，不仅失眠，甚至长口疮、嗓子疼，总是上火，但是体质又特别虚，特别怕冷，刚到秋天就要穿很厚的毛裤、绒裤，即便如此，腰以下也会常年不温。他也知道自己的病很矛盾，针对怕冷、体弱而进补吧，马上嗓子就疼，口疮就起来了；用去火药治了口疮吧，身体就更怕冷，甚至开始泻肚了，不知道从哪儿下手。

的确，任何一个人的疾病或者体质都不会是单一的，比如气虚的人容易有血虚，阴虚的人容易合并各种燥证。但这些并存的病状性质大多是同向的，可以气血双补或者滋阴润燥。初学中医者也可以自己掌握。但是，到了这种上热下寒、外热内寒的时候，病情虽然未必严重，但比较复杂。

这种看似矛盾的上热下寒的症状，其实是同一个问题的不同表现方面，之所以"上热"，是因为"下寒"了，反过来也可以说，之所以"下寒"，是因为"上热"了，实际上是寒热隔绝、阴阳失衡。像这种人，未必是真的虚，问题出在阴阳不交上，不是需要补阳，而是需要引导阳气与阴相交。

嘴上长口疮，但腰腿特怕冷的就是个典型，他们还会失眠、心烦，心里总是惶惶的，静不下来。前面那种用麦冬、五味子治疗的失眠和这种失眠不太相同，前者是能睡着，但是很容易早醒；后者是阴阳不济导致的失眠，是入睡困难，虽然其实很累了，很想睡，但是就是睡不着，心情为此很不愉快，白天还会心慌，坐立不安。对此，就要把虚浮的阳气导入阴中，这就是交泰的意思。中医在治法上也称之为"引火归元"。这个理论，是明代名医张景岳提出的。他的意思是，人体是必须阴阳平衡的，如果阴不足，阳就无以依附，虚阳就要上浮，就要出现各种虚火症状，失眠心烦就是其一。

交泰丸的组成非常简单，就两味药，也许是因为便宜，这个药少有厂家愿意生产，实在是不赚钱。所以，很多中医院是自己配给患者，黄连 1 g 或者 1.5 g，肉桂 10 g 或者 15 g，总之黄连和肉桂的比例是 1∶10。对这个组方，医家是这样论述的："取黄连苦寒入少阴心经，降心火，不使其炎上；取肉桂辛热，入少阴肾经，暖水脏，不使其润下；寒热并用，如此可得水火既济。"

交泰丸的价值不只是给出了一个药方，更在于给出了一个方意、一个治疗法则，可以因地制宜地用在很多疾病上。之前，我的一个大学同学给一个著名的歌手看病，那是个常上"春晚"的女歌手，她因为慢性咽炎来找中医。歌手、教师，这些用嗓子工作的人，慢性咽炎是他们的职业病。而治疗这种职业病，人们大多是用青果、胖大海之类的泡茶，所谓清音利咽，但真有效的没几个，最多是借此多喝几口水，润润嗓子而已。

之所以无效，是因为总是处于劳累中的嗓子已经累虚了，甚至包括他们的体质，也不是上火，而是因为阳虚。阳虚的人自然无火可上，因此这些常用的去火药自然也就无效。

这个歌手就很典型，她的助手偷偷抱怨说，她脾气大，合作者也说她爱耍大牌，表现之一就是下了舞台，必须第一时间把大衣递给她披上，慢一点就有可能发脾气。后来，这个歌手很无奈地解释给中医说，之所以这么急，是因为她特别怕冷，穿着单薄的演出衣裙几乎坚持不住……就凭这个症状，这个医生给她开了两个药，一个是麦冬，一个是肉桂，借的就是交泰丸之意。她是明显的阳虚，而且阴阳不交，用肉桂补肾阳，麦冬是凉的，可以补肺心之阴，但比黄连寒凉之性要缓和，借此使虚浮在上的火降下去，也是要达到交泰的目的。这个歌手是第一次用肉桂这么热的药物泡茶，将信将疑地试了几天，果然很见效，之前几乎影响了她歌唱生涯的慢性咽炎真的就这么控制住了。

以此类推，心烦失眠、口疮、嗓子疼、脸上长痘痘、眼睛红肿等，凡是身体上部出现了类似上火的迹象，但全身又处于怕冷虚弱的状态时，多是因为阴阳不交，都可以用交泰丸或者以交泰丸方意制订的方药治疗。

方 子　交泰丸

黄连 1 g/1.5 g　　／　　肉桂 10 g/15 g

黄连和肉桂的比例是 1∶10 即可。

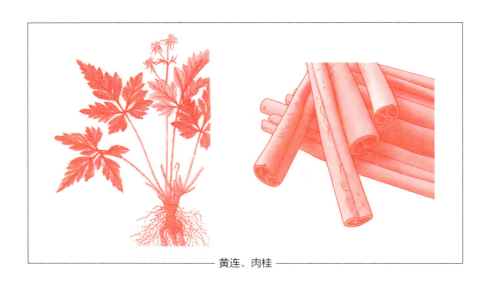

黄连、肉桂

14. 眼睛有神的失眠：黄连阿胶汤

只要你注意观察就会发现，长期失眠的人从面相上就能看出来。他们有几个共同的特点，一个是消瘦。只有神经特别大条、没心没肺的人才会胖，所谓"心宽体胖"嘛，这是人所共知的。失眠的，或者被西医诊断为神经症的人，多是瘦子，失眠和神经症的基础多是阴虚，阴虚者多体瘦，就是身体之阴被消耗的结果。

失眠者的另一个特点是眼睛异常有神，眼神外露。

眼睛是心灵的窗户，这句话非常准确。一个人的心情、心事，甚至心理状态、精神状态，都是可以从眼神上清楚看出的，包括失眠。失眠的人之所以眼神外露，就是因为阴虚了。心神无所寄居、流离失所，眼神异常有神，甚至好像含水一样，就是心神外泄的结果。他们之所以失眠，和心神浮越在外、过分敏感有关。这种人还会告诉你，就算睡着了，也很容易被吵醒，包括滴水声甚至时针的声音，都可以成为他们不眠的诱因，就是因为心神没处藏身，所以时时处于戒备状态。

再有一个特点就是口唇偏红，即便是男性，口唇也很红，像涂了口红一样。这是阴虚的典型症状，口唇红和眼神外露一样，都是病态。

正常情况下，无论是皮肤的颜色还是眼神，都以含蓄为健康。这就和我们成熟的审美一样，含而不露的才是经典的、大气的。中医对此有过论述："生于心，如以缟裹朱。生于肺，如以缟裹红。生于肝，如以缟裹绀。生于脾，如以缟裹栝楼实。生于肾，如以缟裹紫。此五脏所生之外荣也。"

意思是，五脏所主的正常颜色，都是像在颜色之外裹了一层缟一样。"缟"就是丝绸，用薄薄的丝绸裹了之后显现出的颜色，是含蓄的、隐隐的，不会是直露的，这才是正常的肤色、气色。很显然，像涂了口红一样的唇色就是病态了，和失眠一样，都是阴虚所致。这种失眠的人，中医有个没有副作用的安眠药，如果只是从名字上看，和安眠似乎没任何关系：黄连阿胶汤。

这个方子出自西汉张仲景的《伤寒论》，书中记载其主治的是"少阴病，得之二三日，心中烦，不得卧"。"少阴病"是伤寒病传变之后的状态，这是中医术语。通俗点讲，这句话的意思是，外感伤寒两三天之后，因为入里化热，伤了阴，所以人变得心烦、失眠。

这里的伤寒不一定是感冒，可以理解为所有的外感疾病。这个外感，可以是感染了寒邪，甚至也可以是感染了情绪。突发事件、情感重创带来的问题，比如突然来了任务，要出差，要熬夜加班，都是广义的外感。总之，只要是消耗性的事情，都可以导致心烦、不得卧，因为消耗性的事情会伤阴，阴虚是失眠的基础。

有个病例对这个方子的解释更加到位：这是个26岁的男性患者，一直身体壮实得很，后来要结婚了，准备结婚的时候很多事不顺，积在一起无处排解，就开始心烦失眠了。最初，翻转时许还可以勉强睡着，后来发展到通宵达旦难以成寐，第二天就开始头疼脑涨、耳鸣，因此开始吃安眠药，但是很快就无效了，即便是加量地吃，每天也就睡两三个小时。这两三个小时中还噩梦连绵，口苦口干的问题随之出现。

来找中医的时候，他神情萎靡，眼睛里布满红血丝，舌质很红，而且很干，缺少津液，舌边舌尖尤其红，已经是典型的阴虚火旺了。之所以火旺，是因为阴虚到了一定程度，不能制约阳，阳亢奋出来就成了火，火旺再反过来灼伤人体之阴。由此进入恶性循环，他的失眠也就日益加重。

当时的医生是这样辨证的：真阴内耗，肾水亏虚，水火不济，故而不寐。给他开的就是张仲景黄连阿胶汤的原方：黄连6 g，黄芩10 g，阿胶10 g，白芍15 g，鸡子黄两枚，三剂。二诊：一剂即可入睡，三剂尽，每晚可睡五六个小时，心烦耳鸣亦明显减轻。嘱守方续进。

"水火不济"就是水火分离了，不能交通，这是他失眠的病因。治疗的药物要使阳气能重回到阴中，水火相济。这就需要两个条件：其一是能把阳控制回阴，方子中的黄连、黄芩就是这个作用；其二，必须有足够充沛的阴，才能充分地收纳浮越的阳，所以用了阿胶和白芍，补阴养血，等于是给浮越的心神盖房子。这样清心火与补阴血双管齐下，虽然药物不多，但是每个都有清晰的作用定位，自然效如桴鼓了。

　　1903 年，震惊中外的《苏报》案发生，章太炎与青年革命家邹容相继被捕入狱。年轻气盛的邹容在狱中辗转反侧，无法入眠，时间一久，遂重病于狱中，奄奄待毙。章太炎老先生为他搭脉诊病，认为邹容急火攻心，心肾不交，水火不交。章开出药方，托人从外面买来黄连、阿胶等中药，三剂之后，药到病除，这也是典型的中医交通心肾、水火交济的成功病例。

方 子　黄连阿胶汤

黄连 6 g	/	黄芩 10 g	/	阿胶 10 g
白芍 15 g	/	鸡子黄两枚		

15. 搓脚心能安心

交泰丸里面有黄连，因此很苦，一般是要装在胶囊里服用的。除了吃这样的胶囊，还有的医生用它敷在肚脐上，通过肚脐附近的静脉吸收，也有与吃交泰丸类似的效果。

敷脐疗法是中医的治疗办法之一，交泰丸中的肉桂，是敷脐或者穴位贴敷常用的，因为它本身有刺激性的气味，更容易透过皮肤被吸收。有人用藿香正气水涂在肚脐周围治暑热发烧也有效，因为藿香正气水也是有挥发性气味的。

除了敷脐，还有一个不吃药的办法，也能达到和交泰丸类似的疗效，这就是搓脚心。因为脚心有个重要的穴位，叫涌泉，这个穴位是肾经的井穴，所谓"井"就是发源的意思。肾经就是从这里发出的，是中医肾之根源，也就是身体之阴的根源。

中医的经络穴位，其实就是我们身体自己带的"药物"。肾经是人体阴之根本，按摩或者贴敷肾经上的穴位，就类似我们吃补肾的药。搓脚心其实就是按摩涌泉，自然就能治疗口疮、牙疼、眼睛肿、头面部的疮疡疖肿，乃至高血压、失眠、心烦、容易发无名火，等等。总之一切虚火上炎导致的问题，通过搓涌泉来补水滋阴，虚火都可以降下去。

现在的人，即便没有明显"上火"的征象，但平时接触的信息太多，很难彻底休息、放松，心很难静下来，这种状态不仅影响情绪，也是在给随时"上火"、引起更深层的疾病准备阶梯、埋隐患呢。搓脚心就是通过补水而降虚火，使阴阳匹配，其实是对疾病的预防。

既然是虚火，就要和实火区别。一般适合用搓涌泉来治疗的，无论是口疮、咽喉不利、牙齿疼痛还是各种疮肿，多是没有明显的局部红肿热，而仅有疼痛的感觉或局部溃疡的表现，而且可能长期不愈或者反复发作；如果是高血压，就算有面红目赤的火象，但这个人仍旧怕冷，腿脚酸软无力；或者是脸上很热，但手脚发凉，很怕冷；或者虽然很累很困，躺下了却死活睡不着。

和那种虽然很快能入睡，但是睡到凌晨三四点就早早地醒了的早醒性失眠不同，早醒的血虚不养心神的偏多，入睡难的多是心肾不交，水火不济。后者寒热错杂，与上热下寒是一样的机制，也多是因为虚火，都可以用搓涌泉来治疗。

最好的办法是，搓之前先双手对搓，因为手心有个穴位叫劳宫，手握拳时，中指下的那个地方就是，这里是心包经的穴位，这个穴位和心包经一样属火，性质偏热。有个成语为"摩拳擦掌"，一般是形容大干一场之前的准备，所以摩擦手心中这个热性的穴位，为的是鼓动阳气。每天临睡前，用搓热了的手心去搓涌泉穴 5 ~ 10 分钟，把虚旺的火引下来。

此外，还有一种贴敷涌泉的办法，也能治疗上述疾病。这是金元时期的名医刘完素首创的：用中药附子或者吴茱萸，研磨成粉后，一般 10 g ~ 15 g，只要能敷住涌泉穴就可以，用水或者醋调匀后，敷在涌泉穴上，第二天起床时再拿掉，如此坚持一个星期，各种虚火就可以明显减轻。

附子居补阳药之首，吴茱萸也是热性的，和交泰丸中的肉桂一样，都具有挥发性的气味，类似用热的劳宫穴搓敷涌泉的意思，都是要以此引火归元，降虚火。

16. 牛黄清心丸：失恋女人的开心药

女人发胖，多是在结婚和生育之后，一是因为生活稳定，心情大好，彻底放松了，再加上妊娠、分娩过程中的激素变化，胖在所难免，有点心宽体胖的意味。

此外，还有一种情况也会发胖，只是这个胖不是因为开心，而是因为不开心，而且是很不开心！最常见的是在失恋之后，甚至因此有个特殊的病症，叫"饕餮综合征"，意思是因为情绪不好而控制不住自己，大吃大喝，胖就是由此而来的。

娱乐记者曾经总结过若干个因为失恋而暴肥的女明星，在没有男友的日子，心里十分难受，一度"化悲愤为食欲"，以大吃大喝来忘却伤悲。这种因为心情不好而发胖的，我们身边也常见，发胖的原因很明显，就是因为吃东西根本停不下来，要么是一定要每顿饭吃到撑，要么是零食不离手，虽然事后后悔，但每次都管不住嘴。这种情况引起的肥胖需要清清心火，因为中医说的心火，指的就是压力太大，可以是情感压力，也可以是工作压力，再加上失恋之后，原来"女为悦己者容"的心理要求也就此放弃，二者加在一起，胖自然就难免了。

　　按照中医讲，所愿未遂之事，憋闷久了，就要郁热化火。这个时候，蓄积的能量或者说火，就要找个突破口，当情感不能接手时，暴饮暴食就成了宣泄处，这些人的亢奋食欲，不是因为肚子饿，而是因为心里烦。

　　这类人虽然暴饮暴食，但其实根本感受不到食物的美味，甚至是出于强迫，要吃到恶心、吐，都未必能停住嘴。不仅如此，她们还可能同时有失眠，至少是睡眠质量下降的问题。如果睡不着，很可能又多了吃东西的机会，由此进入恶性循环……这都是心火所致，她们减肥与其他胖人不同，一定要去心火，从身体上帮助平息心理之乱。对她们来说，能去心火的牛黄清心丸，可以抑制食欲，也可以使她们开心。

　　牛黄清心丸里面没有大黄，所以它不是人们认识中的泻药，不能通便，但是它含有的黄连等入心经的药物，不仅可以使烦乱的心绪平息下来，还可以平息掉暴饮暴食的欲望，是从管住嘴的角度帮失恋者减肥。

　　牛黄清心丸很受欢迎，甚至是日常保养药。这也合理，因为现代人在环境的迫使下，欲望过高者众多。中医讲的"火"，就是多余的功能，所谓"气有余，便是火"，"气"指的是正常的功能。为了应对或者改变生活，现代人会经常调遣出过多的功能，所以经常处于上火状态，而心火更是劳心者、所愿未遂者，乃至失意者、心烦者最常出现的问题。经常清清心火，就等于减少了对身体的伤害，效果自然等同于保养了。

　　是不是适合吃牛黄清心丸，就像前面说，有典型标准，一个是舌尖红，一个是心烦得百爪挠心，如果在此基础上有了控制不住嘴的问题，牛黄清心丸就是适合的。

17. 减肥有个新办法，你可以试着吃吃"呱"

说到减肥，肯定要与节食相关，因此介绍一个很多医生自用的办法。凭借他们对医学的了解，一直被用来降糖的药物被他们活用为减肥药了，俗称吃"呱"。这个"呱"就是糖尿病患者常用的二甲双胍。

二甲双胍是个老牌降糖药，它是通过增加胰岛素的敏感性，而不是增加胰岛素的分泌，来实现降糖的。此外，这个药还能抑制肠道对糖分的吸收，也就是说，可以让吃进去的糖或者粮食，不被肠道吸收，可以"穿肠过"，这样也就减少了转化为脂肪的原料。你管不住嘴不怕，二甲双胍可以管住你的肠子，还可以抑制食欲。如此三管齐下，就有了减肥效果。

一般来说，胖人最终都难逃糖尿病的命运，因为胖人身体里的脂肪会抵抗胰岛素。比如说，瘦人用 1 g 胰岛素就够了，胖人就得用 2 g，因此胖人的胰岛就要分泌更多，一来他的胰岛比瘦人的要累，要不断地干活，二来胰岛素可以促进脂肪合成，反过来又长胖，由此进入恶性循环。

现在好了，二甲双胍来了，立刻打断了这个循环，因为它使胰岛素增敏了，可以把 1 g 当 2 g 用，作用放大，由此减少了胰岛素的分泌，不仅使胰岛可以休息休息，脂肪的合成也减少了。另外一个好消息是，现在发现，二甲双胍除了降糖和减肥之外，还能降低长期服用者的肠道肿瘤发生率，后者是和糖尿病一起的现在富裕生活导致的富贵病，也是又一个容易击中胖子的疾病。

出于减肥的目的，二甲双胍的服用，一开始可以从小量开始，通常是每次半片，一天两至三次，饭中或者饭后立即口服，让肠胃逐渐适应。毕竟是个药，过量会有胃肠不适，而且，虽然比其他减肥药安全，但也是有它的适应证的。抛开肥胖的糖尿病人不论，一般来说，体重指数超过 28 的，属于肥胖的才可以适当选用，因为减肥于他们确实是当务之急，不夸张地说，糖尿病很可能是他们马上面临的疾病。

但是，即便用了二甲双胍，也不能保证你就此不再发胖，因为肥胖和糖尿病本身就是生活方式病，完全是你自己一口口吃出来的。有人做过统计研究：11 粒花生米，一片多一点的苏打饼干，半个饺子，8 个开心果……每天，你只是多吃其中一种，比如今天多吃一片半饼干，明天多吃半个饺子，连续一年下来，如果你的运动量维持在原有水平上，就可以因此净增体重 3 斤！

3 斤的体重看似不多，但是，每天一片多苏打饼干也不多呀，如果你再放松一点，每天多吃一个饺子，一年下来就会长6斤，这个分量就明显了。如果是 160 cm 的个子，所有人都会觉得你发胖了，但是问你的时候，估计你不会觉得每天多吃那一个饺子，是个值得在意的增肥细节。

我们总说"细节决定成败""细节就是力量"，大都是由小组成的，大分散在每个细节中，抓住了细节就抓住了主干。包括减肥这件事，就算二甲双胍有减肥功效，它也抵不住每天的暴饮暴食，就像胰岛素对糖尿病的效果那么直接，但胰岛素发明之后糖尿病也始终没控制住，无非就是因为医学最终还是败给了生活方式！

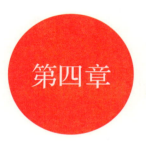

第四章

气血虚——
"无病呻吟"
不容小觑

女 人 开 心 药 典

1. 虽然无病，但也可以呻吟

　　我以前和朋友开玩笑说，"无病呻吟"这个成语，反映的是人们对疾病的片面认识，好像只有真的有了病，才有理由呻吟。而什么才叫真的有病呢？按照这样的片面逻辑，显然是 B 超、CT 检查出来的，化验指标有异常的才是生病了，如果没有这样如山的铁证，却抱怨自己难受，好像就是小题大做似的。

　　之所以说它片面，有两个理由。首先，疾病未必都能通过指标的变化、B 超的显示而被发现，到那时候多要累及结构，而且已经有了明显的变化。很多人只是功能的改变，还没蓄积到质变时，很多检查都查不出来，但病人本身却能感受到，身体的反应时常会走在指标的前面。其次，之所以说"无病呻吟"而不是"无病叫唤"，形容的是这种难受的反应，疼痛的感觉也多是虚弱的。反应虚弱的时候，疾病大多不是急的、暴的，身体也大多是弱的。虽然不会马上要命，但他们确实有病，确实有呻吟的理由。如果从中医讲，无病呻吟者大多属于病程很长的虚证，这也是最影响心情的，坏心情乃至坏性格甚至因此产生。换句话说，想让一个人开朗、开心，至少要身体不虚。所以，对这类人的心理矫正，不是仅仅做做思想工作就可以解决的，还需要借助补药补足身体的不足。

我们疼痛的感觉，需要经过神经传递给大脑。传导疼痛的神经有两个系统，一个系统进化程度低一点，负责传递慢性的疼痛、弥漫性的疼痛；另一个系统的进化程度高一点，则可抑制这种携带疼痛信号的传递，甚至可以说，有点止痛的效果。

生物进化上有个规律，越是进化程度高的器官和组织，退化也越早。当你的心肾功能还很好的时候，头脑的判断却开始不那么清楚了，就是这个道理，因为大脑先于其他器官老化了。

当虚损袭来时，相对高级的器官组织会首当其冲地衰老，因此这种身体自带的止痛系统，可能较早就失去了功能。或者这个人虽然年纪尚轻，但体质差，未老先衰了，而那些原本能传递疼痛的低级神经，在他们这里，就会肆无忌惮地成为主导。于是，慢性的、弥漫性的疼痛就开始出现，身体对疼痛的敏感度也随之升高。原来身体好点的时候、年轻的时候能忍受的疼痛，现在就可以令人痛不欲生、"无病呻吟"。事实上，这一切都是虚损惹的祸！

很多人知道中医有"不通则痛"的说法，血瘀寒凝等问题使经络不通时，会产生疼痛，这种疼多是不能碰的疼，扭伤、撞伤或者肿瘤占位等都属于此列。除此以外，还有一种叫"不荣则痛"的疼痛，在《黄帝内经》中就有论述："丈夫小腹痛，虚劳羸瘦，阴气不足，脚酸不能久立。"这种疼，是气血不足以荣养局部导致的虚性疼痛，性质是绵绵的、长期的、说不清楚位置的，有的时候用手按着或者温敷着会减轻一点。无论男女，这种虚性的疼痛比实性的疼痛发生率要高得多，虚性疼痛之所以发生，也是因为虚的时候，相对高级的具有止痛效果的神经系统率先退化了。

　　我有一个熟人是网站高管，身体很瘦弱，每次献血她都积极报名，每次都因为体重不够被刷下来。她每次月经之后，膝盖都酸软疼痛，虽然不是疼得不能忍，但这种感觉让她觉得腿很累，好像爬过山一样。去骨科检查，既没有膝盖骨刺，韧带也没问题，最后是中医给的解释和药物解决了问题：中医给她的诊断是血虚导致的，属于"血不荣筋"，因为月经是一次失血过程，她本身血虚，在别人是正常生理的月经失血，在她就加重了血虚。月经之后加重的膝盖酸痛，就是"不荣则痛"的典型，这个问题在她连续吃了几个周期的补血药之后，逐渐缓解直到消失了。

2. 月经保养三部曲

围绕月经期进行保健，是近年的事。生活好了，女人越来越讲究，毕竟月经是一次失血，自然担心因此变虚了、变老了。

的确，月经的正常与否，是女性健康最准确的信号，也是引起情绪变化的重要身体因素。对女人来说，中医的调经就是保养身体，只是这个保养是分步骤的，按照中医的说法，要分三步走，分别是经前调气、经期调血、经后补肾。根据这个规则选择药物，既是调经，更是养身。

月经来之前，很多人有症状，典型的是烦、胀、痛、肿四个特点：心烦、脾气急、乳房胀痛、肚子疼，还有就是眼睛肿、脸肿。这些都和月经前的激素分泌有关，西医称为经前期综合征，中医辨证为肝郁。

如果有上述症状，月经前一个星期，可以吃加味逍遥丸，吃到月经来了，这个药就可以停，下个周期再如此服用，坚持几个周期，"肝郁"的情形就会好转，月经前的坏脾气也会逐渐消失。

还有一种是我们常说的宫寒，来月经前肚子发凉，全身怕冷，月经的时候会痛经，月经的颜色发黑，有血块，这就是因为血液遇寒而凝了。这种情况也要提前暖身，使血瘀化开，可以在月经来之前一周，就开始服用艾附暖宫丸，吃到月经来了停止，也是要如此坚持几个周期。

月经来了之后，也可以用药物辅助，这个时候就重在调血了。

如果月经的血量少，颜色淡，肚子发凉，而且虽然量少，但持续时间还挺长，人家五天就月经干净了，你却哩哩啦啦地拖一个多星期，这是典型的气血虚了。血虚所以颜色淡，气虚所以固摄不住，总是不止血，这就可以用八珍益母丸，其中既含有补气养血的八味补药，又有能活血化瘀的益母草。

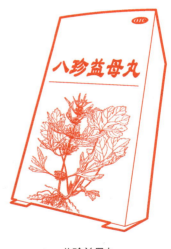

八珍益母丸

如果只是月经的血量少，肚子不凉，月经的颜色发黑，可能就是有瘀血了，可以用益母草膏或者少腹逐瘀颗粒，这两个药都是重在化瘀的。如果这些药物身边都没有，血量大得厉害，可以直接买三七粉，三七粉既能止血又不留瘀。

月经之后的调养是因人而异的，如果月经周期正常，经期前后没有什么明显不适，是不需要吃药的。毕竟月经是个生理现象，并不是生病，主要的就是注意保暖，因为体温降低时，人的免疫力也会随之降低。而月经期和孕期一样，一个共同的特点都是免疫力低，因此，月经期着凉，就等于雪上加霜，肯定会有后果出现，这也是中医特别讲究月经期要保暖的原因。

如果月经之后感到明显的疲劳，没力气，特别是关节、肌肉感到酸软，好像爬过一次山似的那么累，可能就有血虚的问题了。因为中医讲，"肝主筋"，这个"筋"，就包括现代医学的肌肉和关节。肝血虚的时候，筋脉失养所以就会酸痛酸软，所以，不单是女性，有的男性患有肝炎，甚至是肝癌早期，最先出现的症状就可能是腿的酸软。如果看中医，也是血虚所致，这就需要用中成药来治疗和善后，这个善后就是补肾，夯实身体的基础。

对此，八珍益母丸、杞菊地黄丸可以任选一个。如果之前是明显的虚寒，可以在此基础上，配合艾附暖宫丸或者女金丹；如果体质偏热，舌头颜色发红，舌苔黄，而且没有丝毫怕冷发冷的问题，可以配合妇科得生丹，如此吃上一个星期左右就可以。

还有一个著名的药叫乌鸡白凤丸，这个也是气血虚之人月经之后的善后用药。它的补益气血的力量比八珍益母要大，容易上火，如果不是气血虚明显，没有怕冷问题的，这个药要慎用，或者从小剂量开始，每天吃一丸，不上火再加到治疗量。补益气血本身就是一个和缓的持之以恒的过程，所以更适合用小步慢跑的补养方式。前面说的患了慢性肝炎的男性，医生也会开出乌鸡白凤丸，来帮助他们调养肝炎导致的血虚。

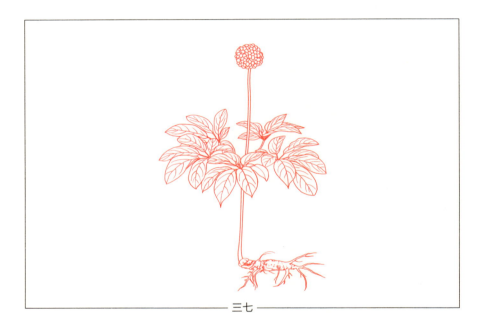

三七

3. 不是西施，也会"捧心"

　　"东施效颦"的成语尽人皆知，它的高妙之处是用"颦眉"来反衬西施的美貌，西施美得连颦眉这种"毁容"的表情都经得起！关于西施，还有一个成语叫"西子捧心"，是美人在颦眉之外另一个动人的姿态：捧心。

　　中国的美人，就算没病，也多不会昂首阔步的，捧心或者含胸，反倒容易是美人常态，这样能更显娇弱，人见犹怜。从医学角度分析，以美女们的体质，也确实容易出现捧心的问题，其中问题多出在两个器官，一个是心脏，一个是胃。

　　美女多有细密的心思，很脆弱、很敏感，这种人很容易在心脏跳动的节律上出问题。西施捧心很可能出于此，用中医分析，要么是心气不足，要么是心阴亏耗。那么瘦弱的西施，很可能是气阴两虚的。

　　我们的大脑控制着身体的每个部分，保证后者能维持正常的功能，如果大脑累了、老了，对下层的控制就会有疏漏。就好比一个岁数大的领导，精力不够了，会出昏着，瞎指挥，手下的也会钻空子。而大脑，是我们身体的最高级的也是退化最早的器官，年龄变老或者体质的虚弱，都是它退化的基础。

我们经常看到一些名人，能做出超人的业绩，他们除了智力超常之外，精力也是过人的，甚至一生中，每天都是只睡四五个小时，很显然，他们的智力发挥，是以精力做支撑的。

反过来，一个人即便还没到老年，也可能体质很虚。而中医说的虚，其实就是一种未老先衰，"先衰"的时候，大脑最先受累，对下层器官的管辖也会出问题，用我们常说的话就是 hold 不住了，控制不住了。这就是中医说的气虚，又称"震慑无力"，很多疾病其实就是大脑控制不住的结果，包括让西施捧心的疾病，是心脏跳动的节律不受中枢的控制导致的。

曾经有网友问我，她 45 岁左右，还没到更年期，却有了和更年期类似的症状。白天坐立不安，好像有多少事情在后面催着，不知不觉地就处于焦虑之中，自己感觉慌慌张张的。躺下的时候能感到自己的心跳，走路的时候会下意识地弯着腰、含着胸，非如此不能遏制一点心慌，这个姿势就类似西施的"捧心"，同时夜里失眠，就算睡着了也睡得很不安稳。

我推荐给她的是枣仁安神液，令她没想到的是，这个糖水一样的口服液，居然在吃了两天之后，使症状明显好转，坐得住、睡得着了。我告诉她，这个药里，有帮助她 hold 住的药物，她心里慌乱的问题出在了气虚上，因为气虚而震慑无力。

枣仁安神液，也可以是枣仁安神颗粒，它的成分很简单——酸枣仁、五味子、丹参。能帮助人体 hold 住的是酸枣仁和五味子，它们都是酸性的。中医的酸性药物，有收敛的作用，就是帮助震慑住身体已经趋于松散的管理功能。具体到这个人，就是她的神经系统。

正常情况下，神经系统有兴奋和抑制双重功能，该抑制的时候要能抑制住才行。这个患者慌里慌张，说到底是神经系统的抑制功能失职了。因为抑制不住所以才兴奋过度，包括她的失眠，特别是虽然入睡不难，但是很容易早醒，也是因为抑制功能不够强大，酸枣仁和五味子的收敛作用就在这里。

这样的酸性药物，还用在另一个常用的中成药中，这就是生脉饮。生脉饮治疗的病症中，包括严重的出汗和心慌，这也是 hold 不住的表现，其中的人参、麦冬是开源的，给身体补气养阴；五味子于其中则是节流的，减少对气阴的消耗。

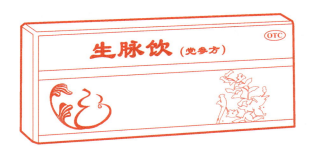

即便是没有枣仁安神液，单纯的酸枣仁和五味子也有类似功效，对付偶尔的心慌、失眠、睡得不实，可以到药店买酸枣仁 10 g、五味子 10 g，加点饴糖泡茶。无论是枣仁安神液还是酸枣仁茶，都不用把它们当安眠药，所以不要等到入睡前才喝，可以一天三次，这样更容易达到敛气的效果，也不会像安眠药似的，只要吃了就要睡觉。这种通过补气来安眠的药物，只是让你在该睡的时候安然入睡而已。

方 子 定心茶

酸枣仁 10 g	五味子 10 g	饴糖少许
开水冲泡后即可饮用。		

4. 清宫御医是怎样让慈禧开心的

慈禧活了 73 岁，在那个平均寿命不过 50 岁的时代，绝对算是长寿了。作为一国之君，她的身体状态与她的个性乃至国家命运，都脱不开干系。

慈禧是满族人，满族女人很有母仪天下的风范，慈禧自身的性格又多偏执、刚愎自用，这也是身为一国之君的必然。而当时，列强入侵，中国处在风雨飘摇之中，危机四伏。慈禧其实是日日都在担忧和紧张中。在这样的煎熬下，中医说的心、肝、脾这三个和情绪、心理关系最密切的脏腑，在她肯定都要出问题。

首先是肝气不舒，肝气郁结日久就要横克脾土，满族人又喜食肥甘，身居宫中又运动较少，自然脾胃不运，加上整天劳心伤神，心血暗耗……当时的名医马培之和薛宝田，借此分析慈禧的各种病症为："郁怒伤肝，思虑伤脾，以致胸中嘈杂，少寐，乏食，短精神，间或痰中带血，更衣或溏或结……"据此，他们最常开给慈禧的是归脾汤、保元汤，不仅养身，也宽心。

归脾汤和保元汤的方意接近，都重在补脾，一方面补偿被郁结的肝气克伐的脾气，一方面也提前培补因为脾虚导致的心血虚。白术、当归、白茯苓、黄芪、龙眼肉、远志、酸枣仁、人参，是慈禧药方中常用的。这个方意也适合现在所有劳心伤神、脑力劳动过多的人，这就是由归脾汤制成的中成药：人参归脾丸。

我以前的书中写过，这个药是知识分子的"案头药"，用脑过度的人适合经常吃吃。在中成药中，和这个药名字类似的还有一个，是人参健脾丸。它们的区别是，虽然同样属于脾虚，但脾虚累及的脏腑组织不同，归脾丸治疗的是脾虚导致的失眠，健脾丸针对的是脾虚导致的消化不良。前者侧重神经系统，后者侧重消化系统。

脾虚的人，除消化不良之外，还容易忧思。多虑既是他们脾虚的原因，也是他们脾虚的结果，并因此更容易不开心、不快乐。从这个意义上说，归脾丸也就是这类人的开心药。首先，健脾能安神，睡得好了情绪心情自然好；其次，健脾就是强身，身强者自然心情愉悦。

强身离不开补，中医有补肾、有补脾，肾在中医里属于"先天之本"，脾是"后天之本"。疾病的传变和体质的建树，也因此有脾肾之别：脾虚比肾虚要轻浅，健脾也就比补肾要普遍。通俗一点讲，脾虚可能处于亚健康状态，或者刚刚进入疾病状态，而肾虚多是疾病后期，甚至是病入膏肓了。因此，脾虚更常见，健脾补脾比补肾更和缓，也更容易通过药物来改善。也就是说，大多数人的强身是通过补脾来实现的，所以补脾也就和人的心情关系更加密切。出于这个原因，无论是让慈禧开心，还是让现代人开心，补脾都是核心之一。

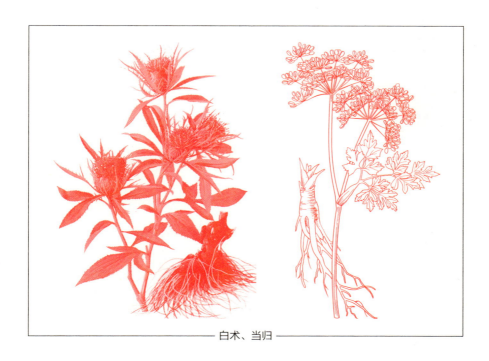

白术、当归

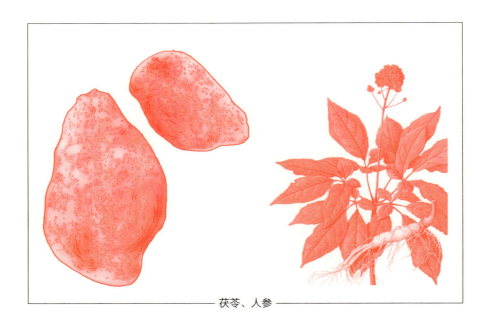

茯苓、人参

5. 你有"悲秋综合征"吗

以歌手身份出道的演员乔任梁，在 2016 年中秋节之后于家中自杀，各种猜疑不断。之后，他的经纪人澄清说：身为明星，他承受的各种压力超过常人，包括之前人们对他的非议，最后他还是因为无力坚持而死于抑郁症。适逢秋季，很难说乔任梁不是"悲秋综合征"的受害者。

调查显示，抑郁症已成为世界第五大疾病，中国抑郁症患者已达到3000 万人，其中高达 38% 的抑郁症患者是在秋冬季抑郁发作的，秋季的自杀率也是全年中最高的。

非但抑郁症患者，即使是在普通人群中，也有 15% 以上的人在秋天会有抑郁情绪的体验。萧森的落叶、肃杀的秋季，会让他们顾影自怜，这就是中国人常说的"悲秋"吧。在秋天的时候，情绪更容易低落、沮丧。

人们总认为悲秋是因为万物凋零，使人触景生情，引起失落、忧愁之感。

但随着脑科学的发展,研究者发现,人脑的深处有一个内分泌腺叫"松果体",这个腺体对阳光和明暗非常敏感。夏季,强烈的阳光可以抑制松果体的功能,使松果体激素分泌减少。立秋以后, 白天渐短, 尤其在阴雨时节, 天色暗淡, 松果体开始分泌大量的松果体素。松果体素就是大家知道的褪黑激素, 它能调节其他激素的分泌, 重点是能抑制甲状腺素和肾上腺素的分泌。

众所周知, 甲状腺素能增强新陈代谢, 促进机体发育。缺乏甲状腺素的时候, 人会食欲不振、反应迟钝。肾上腺素能促进心跳、升高血压、升高血糖。这两种激素皆有助于思维活动的增强, 使人精神振奋。它们像我们身体自带的"兴奋剂", 若这两种"兴奋剂"在血中的浓度降低, 大脑细胞的功能活动就要降低, 精神也开始消沉, 人就变得无精打采, 善感之人更会愁肠满腹。这也就是为什么, 我们在阴天的时候会想睡觉, 甚至会伤感。阴天多的城市, 秋天之后自杀率会升高的原因, 就是松果体素抑制了身体里兴奋性激素的分泌, 人因此消沉乃至抑郁了。

这种悲秋的情绪引起的诸多症状被医学研究者称为"悲秋综合征"。它的罹患者, 多是平素对寒冷比较敏感的人群, 常年在室内工作、体质较弱或极少参加体育锻炼的脑力劳动者, 女性患者较多, 年龄主要集中在 20 岁到 50 岁之间。简而言之, 体弱怕冷而不好动的人、本身火力就不壮实的人, 更容易悲秋, 典型的就是林黛玉型的淑女。

既然原理如此, 减轻"悲秋综合征"的办法就是提高身体的兴奋性, 可以借助药物, 也可以借助生活中的技巧、手段。最简单的、成本最低的办法，就是每天至少有半小时左右的时间，晒着太阳扩扩胸。

　　晒太阳是直接补充阳气，可以减少能致人悲伤的松果体素的分泌，再通过扩胸，使因为伏案或久居室内而郁结的气机舒展开来，阳气由此得以振奋，身体也就兴奋起来了，抑郁沮丧情绪自然一扫而光了。

6. 怎么保证乳房这个"高地"的气血供应

晒着太阳扩胸的办法,最早提出,是在一次预防乳腺癌的科普宣传会上,是北京肿瘤医院的前院长、肿瘤专家徐光伟教授。他身为西医,能提出这么一个近乎中医的养生之法,肯定是来源于他的临床经验积累。如果从中医角度上说,晒太阳和扩胸,都是振奋胸阳的办法。

中医讲的胸阳,就是全身阳气的一部分,主管着胸部的器官功能,也温煦着它们。胸部是人体重要器官组织的所在地,其中最重要的就是心脏和乳腺。

一个总是伏案工作、少有户外运动的人,即便心脏查不出致命的问题,也很容易心慌,稍微运动就喘不上气了,这在中医就属于"胸阳不振"。在西医,多会诊断为心肌肌力弱、心脏储备低,不能应付身体对氧气需要的增加。捧心的西施估计就是这个问题,此病患者多是瘦弱的女性,她们不仅容易悲秋，还容易心慌，蹲下站起的时候会头晕，眼前冒金星，很像贫血。但如果去查，却未必血色素低，不符合西医诊断的贫血，看中医的话却可以诊断为血虚，告诉她们要补血。

中西医的诊断有什么差异呢？如果用等式表示的话，中医的"血"＝西医的血红蛋白＋运血的功能。如果运血的功能不足，即便血红蛋白不低，也可以被中医诊断为血虚。因此，中医的补血也就不是简单的输血、吃铁剂了，还一定要补足运血的能力。所以中医说的补血，一般都是气血双补，这样补进去的血才是活血。这一点，对总是捧心的弱女们尤其重要。无论是心慌、头晕的症状，还是容易伤感的情绪，都需要也可以通过补气养血来纠正，让气来推动血。

胸部的另一个重要器官就是乳房，乳房是女性身体上唯一突出体表的器官，是个特殊的"高地"，它的健康同样必须有气血的充足供应。

但是，气血供应到这块"高地"，显然比供给其他部位要吃力、要困难。"胸阳不振"就是功能不足，气血向高处推动时就会无力，乳房气血的供应就会不足。所以，乳腺癌的易患人群有几个特点，从性情上分，多是情感压抑者，她们的"胸阳"也因此受到了压抑。

欧洲曾经有一份调查显示：修女中，罹患乳腺癌的比例比常人要高。首先，很多女性是因为情感的挫折而遁入空门，成为修女的。她们的余生看似平静，其实一直在修复心灵的创伤。而修女中，真如《修女也疯狂》那样的修女甚少。其次，她们的生活以静为主，这就像现在乳腺癌的高发人群一样，多是办公室人群，宅在室内，伏案工作，"胸阳不振"是她们的共性。乳房这个"高地"的气血供应自然受阻，乳腺增生、乳腺癌的发病率也就升高了。

相反，每天顶着太阳耕地的人，或者是喜欢在户外折腾的人，乳腺癌的发病率就低。因为她们无论是情感还是身体，都是舒展的、开放的，有着旺盛的生命力。也因此，医生得出了另一个结论："淑女"比"超女"更容易得乳腺癌。

7. 靠吃羊肉并不能真暖身

冬天吃羊肉，已经快成理直气壮的养生方式了，吃的理由是：中医说羊肉是温性的，为改变虚寒体质，自然可以多吃。

其实，这句话只说对了一半，羊肉是温热的不假，但是体质虚寒的人真的能把温热的羊肉，转化为自己的热量，从而改变虚寒吗？绝对不是！因为人体质的改变，不能仅仅靠吃，吃的食物只是提供了"燃料"，身体有没有利用"燃料"，使之产生能量，则另当别论了。特别是原本就瘦削、虚寒的人，中医对这种人多以"糜粥调养"为主，而从来没有让他们多喝肉汤的。

体质虚寒的人代谢功能都相对弱，因为产热不足所以才虚寒、怕冷。这个时候,中医会用到羊肉等动物类食物来补养,中医称为"血肉有情之品",因为动物性食物含有丰富的铁,这个铁比菠菜、大枣中的植物性铁吸收率要高很多。而我们身体产热的过程中，铁元素是重要的催化剂。过去，国人动物性食物吃得很少，催化剂也就少，催化能量产生的能力自然低，这也是为什么老外在冬天也敢穿短袖 T 恤，而我们的祖辈永远是厚厚的棉袄。如果从食物供应上说，确实和我们吃肉少有关系。但是，现在的足量吃肉，解决的也只是铁这个催化剂的供应问题。

　　既然是催化剂，就要适量。中医就算是推荐羊肉，也不会主张像现在这样频繁吃、大量吃，因为考虑到了中国人的体质特点。如果把羊肉比作燃料的话，中国人的身体，特别是虚寒人，往往不具备让燃料燃烧的炉子或者说燃烧场。

　　我们吃的食物，最终都要转化为热量为身体所用，这个转化过程要在线粒体里进行，而线粒体主要存在于肌肉中。问题因此就来了：体质虚寒的人，一般是两种体态，一种是虚胖，一种是干瘦，他们的共同特点都是怕冷，原因就是无论是虚胖还是干瘦，他们的肌肉体量都是不足的，肌肉不足，线粒体的数量自然就少。

　　既然线粒体是个燃烧燃料的炉子，如果炉子很小，就算燃料再丰富，吃进去的羊肉再多，产生的热量也还是少。那些剩下来的、烧不完的燃料，就要堆积起来变成脂肪。也就是说，如果你单纯地指望多吃羊肉来改变虚寒体质，很可能会从一个怕冷的瘦子变成一个怕冷的胖子，因为你只是保证了"燃料"的供应，但没解决"炉子"问题。这可能也是中国古人养生只是提倡在冬天多吃羊肉，但绝对不用羊肉代替五谷杂粮和蔬菜这个养生主体的原因。

　　古代医家非常了解中国人的体质，"手无缚鸡之力""文弱书生"等是国人既往的常见形象，甚至是被中国文化认同了的体质。这样的人在饮食上也存在"虚不受补"的问题，形象一点说，就是无力消化羊肉的问题。

　　更重要的是，这种中国人传统的体质，在现今并没有彻底改变，虽然现在的人比过去的人壮了，但增加的体重中，多出来的并非肌肉，而是脂肪。脂肪中线粒体的量是很少的，加工羊肉的"炉子"并没比先人的大多少。从这个意义上说，吃羊肉改变虚寒体质，只是药物治疗和身体锻炼的辅助。特别是后者，通过锻炼增加肌肉量对虚寒体质的改变，要比吃羊肉快得多，而且随着"燃料"燃烧率的提高，原来存储下来的脂肪也顺带被消耗了，从健康角度上说是减肥，从中医角度说这就是在改变虚寒体质。不信你可以看看，任何一个肌肉丰满的人，都是不会怕冷的，他们也因此比体质虚寒者更有大快朵颐的本钱。

8. 运动能让人分泌"幸福激素"

据说有两件事是可以上瘾的，一个是整容，一个是跑步。

整容上瘾的我见过，一开始是想垫个鼻梁，垫了之后发现眼睛也欠整，又开始做眼睛。很像以前的一句俗话，"一条腰带毁了全部家产"，讲的是一个人得到了一条新的腰带，为了配上这条新腰带，先去买了新衣服，后来又换了新家具，再后来觉得旧房子也和这身行头不符了，又换了新房，直到把家产全部耗尽了……整容的上瘾，与此类似，绝对属于心理问题。

跑步的上瘾却是身体问题，因为身体在运动后尝到了甜头，对这种甜头上瘾了，由此形成了健身的好习惯。这个甜头来源于一种幸福激素，人能不能感到幸福，和这种激素分泌多少有关系。

运动之后，大脑会产生一种名为内啡肽的物质，在内啡肽的激发下，人的身心处于轻松愉悦的状态中，人由此感到欢愉和满足，运动之前的压力和不快可以一扫而光。内啡肽就是幸福激素。

长跑的人都会体会到，在长跑的过程中，有一个奇妙的时间点，在那个时间点之前，人会感到非常疲惫，几乎撑不住了，这个时间点也称为"极点"，一旦越过了这个点，身体就又会充满活力、感到振奋。

什么时候会到达"极点"呢？一般都是长时间的运动，把肌肉内的糖原用尽，只剩下氧气，这个时候，内啡肽便会分泌，开始从难受的极点向幸福转化了。累并快乐着，就是这种感觉。

因此，要想获得幸福感，就要促使幸福激素分泌，这就需要一定的运动强度和一定的运动时间。一般认为，中等偏上强度的运动，比如跳健身操、跑步、登山、打羽毛球等，运动 30 分钟以上，才能刺激内啡肽的分泌。也就是说，你的运动要足够累，否则不可能"苦尽甘来"。

长期进行体育运动的人，之所以能坚持，包括跑马拉松，会不惜远程到全国各地甚至世界各地参加比赛，不能不说就是这种幸福激素上瘾的结果，他们会在运动后感到心情舒畅。这种人如果有一天不去运动，内啡肽分泌减少，人就会变得无精打采。

除了跑步，中国传统文化中的冥想、静坐、瑜伽等修行，也会提高内啡肽的分泌量。有些人干脆把这些修行者称为"内啡肽体验者"。在这种锻炼方式中，内在的欣快感是他们的高峰体验，只不过并不是所有人都能沉下心来静坐的。对他们来说，尝试分泌这种幸福激素还有另外一个办法，就是深呼吸。比如，我们在紧张的时候，做一下深呼吸，就可以一定程度地放松紧张的情绪，包括气功修炼中，也可以通过长时间的深呼吸，让心情静下来。

中国人养生，有很多民俗，其中一点就是"多接地气"。所谓"接地气"，就是经常到外边，到大自然中去跑跑，不要总是关在屋子里。这个看似简单的健身办法，非常合乎医理，因为它包含了重要的两点。

前面我说了，多晒太阳，大脑的松果体中导致人抑郁的褪黑激素的分泌就少，在太阳下运动，幸福激素分泌又增多了，两者加在一起，自然就会感到欢愉。

接地气，也就是户外活动的另一个好处，是减少过敏。工业化程度越高的地方，户外活动越少，生活清洁度越高，过敏就越严重。而现在的研究发现，过敏与抑郁是一根藤上的苦瓜，容易过敏的人，也容易心情抑郁，越来越现代化的生活恰恰给了这两种问题同样的土壤。

9. 你患的是"大自然缺失症"

　　现在发病率最高的,而且治疗起来几乎没有好办法的疾病,不是癌症,不是艾滋病,而是比比皆是、愈演愈烈的过敏!

　　"世界变态反应组织"公布的近 30 年间过敏性疾病流行病学调查结果显示:在全球数亿总人口中,22% 患有过敏性疾病,更关键的是,无论耗费多少资源,这种疾病都无法被完全治愈。我国的情况也与此相同,近 10 年来,上海 14 岁以下儿童哮喘发病率增加了 50%。

　　与过敏症同步发生,而且也给人类经济带来巨大负担的,大概就是抑郁症了。世卫组织预计,到 2020 年,抑郁症可能成为仅次于冠心病的人类第二大疾病。而过敏和抑郁之间,居然有着我们想不到的联系。

　　先说过敏。越来越多的过敏,与我们越来越少地"接地气"有关系。土地上原本有许多微生物与我们共生,在钢筋水泥、抗生素、化学制剂出现之后，裸露的土地越来越少，微生物也因此失去了生存的土壤。而人类的免疫系统，原本是要在与这些微生物打交道中培养出免疫力的。微生物少了，免疫系统长本事的机会就少了，一旦遇到原本可以和平共处的微生物，就开始"少见多怪"起来。浑身起皮疹、咳嗽、打喷嚏、流鼻涕甚至呼吸困难而致命的过敏，就是免疫系统"少见多怪"的结果。从这个意义上说，过敏是人类发展躲不过去的宿命，是工业化代替农业化、钢筋水泥代替广袤沃土必然付出的代价。

医学研究发现，越早接触微生物，越可有效预防孩子患上过敏性疾病，且将有力增强自身免疫系统。德国慕尼黑大学儿童医院哮喘与过敏部门的研究表明：孩子越早接触微生物群，对未来的身体健康越有利。过敏研究者甚至说，如果从孩子出生时，家里就养一头牛，孩子从小和牛一起长大，那么孩子长大后罹患过敏的概率就会降得很低。很遗憾，这样的不洁生活环境已经无法让现代家长接受了。

作为家长，他们总是担心孩子生病。事实上，美国的一项记录，足以让这样担心的家长安心：研究者检查了 835 名儿童从出生到 1 岁期间的医疗记录，结果发现，1 岁前从未发过热的儿童中，有一半在 7 岁前发生了过敏反应；而在那些发过一次热的儿童中，7 岁前发生过敏反应的比例是 46.7%，在那些发过两次热以上的儿童中，这一比例降到 31%。因此他们认为，婴儿如果能在 1 岁前发几次热，将减少日后患过敏症的风险。从这一点上看，中国老人们常说"不干不净，吃了没病"确实有道理。

很可惜，现在的人们正在不断追求生活环境的清洁度，而这种努力带来的负面结果，已经远不只过敏了。英美两国一项联合研究显示，在现代工业化社会，适当暴露于多种微生物及其抗原的环境中，可能有助于预防和治疗严重抑郁障碍。这篇论文，发表于 *Arch Gen Psychiatry* 这本专业杂志上。他们的理由是：多种微生物可"训练"人体免疫系统，由此对许多刺激因子产生耐受。而缺乏对多种微生物的暴露，就缺乏这种耐受训练，会引起致抑郁细胞因子基础水平的升高，使脆弱个体对心理社会应激物产生过度的免疫反应，从而促使抑郁的发生。

下面的一个实验提出了更加具体的佐证：埃塞克斯大学的一项研究显示，在大自然中漫步，能减少71%的参与者的抑郁症状。因为研究人员知道，运动能减轻抑郁，因此他们特意设立了一个对照组，让参与者在一家室内购物中心散步。结果购物中心步行者中，只有45%的参与者减少了抑郁症状，而其中22%的人甚至感到更郁闷了。这个现象，被美国作家理查德·鲁夫写在了他的《自然的原则》一书中，他称这些抑郁症患者患的是自然缺失症。

10. 吃面包吃出的坏脾气

　　说起能治坏脾气的药，必须提到一个西药——氯雷他定，也叫开瑞坦，这是现在过敏时常用的。

　　我表哥的儿子生在美国，从很小的时候开始，只要是发热，就要大哭大闹，哭闹的程度超过一般的孩子，父母因此一直说他脾气很大。长大了一点，发热的时候，夜里他会自己下床满屋子跑，而且大喊大叫，说自己做了可怕的梦，有个怪物藏在家里，性格像变了个人似的。对此，美国医生怀疑孩子可能是癫痫，是脑子有问题。

　　家长急坏了，马上准备回国做详细检查，就在这个时候，遇到了北京中日友好医院的儿科医生许鹏飞。他听了孩子的所有症状之后，马上开出了氯雷他定，结果正赶上孩子又感冒发热，吃了这个药之后的这一夜，居然没再折腾。他们由此放弃了就要启程的检查，那之后，氯雷他定居然把被美国医生认定的精神问题慢慢解决了。

　　一个抗过敏的药物，怎么能改变孩子的坏脾气，甚至解决了精神问题？这位中国医生告诉他们：孩子的性格和精神异常，很可能是过敏导致的。家长这才回想起来，孩子确实是过敏体质，家里有个水族箱，只要一靠近，马上打喷嚏，显然是对潮湿环境中的霉菌过敏。而他的发热，有感冒的因素，也是过敏到了极点时诱发的，过敏导致的痰液、鼻涕过多，再加上呼吸道的痉挛，使孩子在睡眠时呼吸不畅以至于大脑缺氧，加上过敏物质对大脑的攻击，才有了性格上的异常。而后者，也是近年来对过敏的新发现。

　　就是这个开出了氯雷他定的许医生，一直潜心于过敏的研究。他发现：孩子的多动、注意力不集中、马虎、脾气暴躁甚至儿童抑郁症、自闭症，都和食物过敏有关系。其中的罪魁，就是面包、馒头中含有的麦麸，是它使过敏者不开心！

　　麦麸就是小麦中的一种复合蛋白质，俗话称为"面筋"，我们吃的面包之类的柔软有嚼劲，都是麦麸的功劳。它由麦麸质和麦醇溶蛋白组成，麦醇溶蛋白由 12 种较小的单位构成，其中任何一种都会引起过敏反应导致炎症。

　　对麦麸过敏的人，吃了含有麦麸的小麦制品之后，身体内的抗体水平会升高。抗体和麦麸中引起过敏的成分结合之后，一类特殊的免疫细胞中特定的基因就被激活，一旦这些基因被激活，炎症因子聚集起来，就会攻击大脑，使大脑功能失调，性格的变化就是大脑功能失调的结果。

　　研究数据已经显示，一些原因不明的神经系统疾病的患者，普遍都对麦麸过敏。他们的过敏可能没表现在胃肠道，比如吃了什么食物之后会呕吐、腹泻，而是直接引起了大脑的异常，引起了情绪甚至性格的问题。现在甚至已经有研究者提出，食物过敏是儿童自闭症的独立因素，意思就是自闭症完全可能就是食物过敏引起的。

11. 生活越好，越要常吃黄芪

　　写这样的标题肯定有异议，生活好了怎么还要吃黄芪这样的补药？这就牵扯两个问题。首先，生活好未必身体好，相反，现在高发的疾病，大多是生活好引起的"富贵病"，生活好甚至是病因之一，生活好不等于身体不虚！其次，黄芪虽然是补药，但补的是功能，不是营养。生活好、营养好的人反倒容易脾气虚、功能弱，所以更需要补气。为什么会如此？我们回看前文提到的过敏和糖尿病就清楚了。

　　在西医认知中，过敏是因为身体对外来异物的过度反应，既然是外来异物，最好的也是唯一的根治过敏的办法，就是躲开外来异物，躲开过敏原。但是，这个办法时常实施不下去，比如螨虫过敏，螨虫就存在于我们的生活之中，被褥是它们的"大本营"，而且螨虫的生命力顽强，就是对被褥"九蒸九晒"消毒，也很难去除干净。由螨虫引起的过敏几乎是没处可躲的，是很多人最终发展成哮喘乃至更严重的心肺疾病的根源。

好在针对螨虫过敏，现在有了脱敏疗法，但是这个脱敏疗法要历时两三年，通过不断地注射疫苗而使身体对螨虫熟悉、接受，最后彻底不过敏。因为一开始的注射频率很高，而且整个治疗过程需要花费几万元，所以很多人难以接受，以至于始终无法借助这种办法脱敏。虽然麻烦、昂贵，螨虫过敏仍是目前唯一能通过脱敏治疗的过敏，花粉、粉尘乃至食物过敏，连这样的治疗都没有。对这些过敏患者来说，唯一的不过敏的办法就是"惹不起躲得起"，但又有多少人因此搬迁？更重要的是，现在的研究发现，即便是搬迁到了一个远离了过敏原的地方，这些人在一段时间之后，还会对当地的新的过敏原过敏。究其原因，他们是过敏体质，这也许就是西医过敏治疗中最棘手的问题了。

中医治疗过敏，和治疗其他疾病一样，着力点不在过敏原，而在人体。还是那句话，从自身做起。过敏，在中医里属于"卫外不固"，就是防御的战线不稳固了，而这个"战线"属中医的脾所主。

在五行中，中医的脾，与土相对应，所以也称为"脾土"。中国是农耕文化，祖辈都是土里刨食，所以一直视土地为"母亲"、自然界万物的生身之本。中医的脾是"后天之本"，就是因为中医的脾和自然界的土一样，在身体健康中地位非常重要。所以，无论是中医还是中国文化，都很强调"接地气"。

"接地气"就是培养对外来微生物的辨识能力和接纳能力，除了主动地和自然界接触，还有一个办法来帮助加固"防御战线"，这就是补脾。
所以，中医治疗过敏，一定要用到补脾药，其中入脾经的黄芪、白术等最
常用，借此在身体和外来病邪、过敏原之间建立一道屏障，减轻免疫系统
因为"少见多怪"引起的过敏后患。著名的玉屏风散用来治疗过敏和预防
过敏，就是这个原理，其中只有三味药：黄芪、白术、防风。

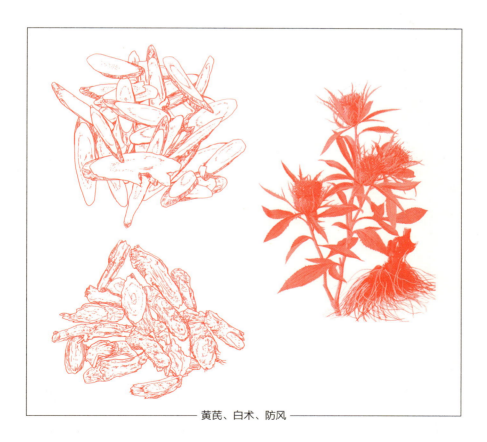

黄芪、白术、防风

12. 抗过敏：黄芪茶＋洗鼻器

我有个外甥女，从小在特别干净的环境中长大，因为她妈妈是医学院实验室的老师，所有不洁的食物一概不沾，家里吃饭要分餐，用公筷。但毕业之后要上班了，必须坐地铁，人挤人的，结果就开始不断感冒。

其实她的感冒就是过敏，至少是以过敏为先导的。我为此教给她一个办法，首先是每天回家不光要洗手，而且要用洗鼻器冲洗鼻子。洗鼻器在很多大型超市或者药店都能买到，因为过敏人多了，预防和治疗过敏的物件供应也快成产业了。

鼻子是身体接触外界最直接的部位，鼻腔的黏膜会黏附过敏原、病毒等等。能不能引起过敏和感冒，和鼻腔中的抗原和对病毒的负荷量有关系，这也是为什么有的医生在感到自己要感冒时，会用吹风机吹鼻子，就是要借吹风机的热度杀死马上要肇事的病毒，减轻病毒的载量来预防感冒。洗鼻子的意义与此相似，是为了清除黏附在鼻腔中的过敏原，最大可能地远离它。

在洗鼻子的同时，每天把黄芪 10 g、大枣 3～5 枚泡在保温杯里，就拿它当茶喝。黄芪和大枣都是甘味的，入脾经，能和缓而有效地补脾。结果，这两个办法用了不到半个月，几乎每周一发的感冒没再出现，此后，她爱感冒的毛病也逐渐消失了！

我说生活越好越要常吃黄芪的另一个理由，针对的就是我们这个更崇尚动脑而不是动身的文化特点。

"劳心者治人，劳力者治于人""头脑简单，四肢发达"是中国特色的文化评判，它与我们的体质特点是相互造就的，很难说是肌肉不发达逼出了发达的头脑，还是发达的头脑耽误了肌肉的发达。但中国人肌肉力量不如欧美人的，是不争的事实。也因此，糖尿病在中国高发，而且发病率超过了饮食热量远远大于我们的欧美，因为只有在肌肉运动之中，才能将血液中的血糖运走，血糖才能降下来。如果不运动，或者虽然运动了，但是肌肉体量很小，对血糖的控制都是不力的，这可能就是中国人糖尿病高发的另一个根本原因！

在中医治疗糖尿病的过程中，黄芪也是排在首位的。当年胡适罹患糖尿病，因为没有胰岛素，更没有换肾的可能，曾被西医判为不治。后来他找到了京城以善用黄芪著称的中医陆仲安，以一服药中有 120 g 黄芪的补脾气重剂，使胡适渐渐康复。而陆仲安也因为屡用黄芪获奇效，而被人称为"陆黄芪"。

　　黄芪是入脾经的，脾主肌肉，因此可以增加肌肉的体量和力量，通过增加肌肉对血糖的利用而降糖。从运动角度讲，肌肉体量和力量增加，才能使运动成为一件轻松的事，为人们获得运动快感提供可能。

　　黄芪有生熟之分，生黄芪更适合用来抗过敏、降血糖，如果用来保健，每天可以用 15 g～20 g 生黄芪泡茶饮。如果是炒制过的黄芪，力量则集中在消化系统了，更适合脾胃虚寒、消化功能弱的情况。

13. 甘味使人笑，甜味让人哭

　　南方人，特别是上海江浙一带，做菜的时候喜欢放糖，他们的菜多少带些甜味，这和当地的经济发达、生活富足有直接关系。而那些嗜食辣味、咸味的地区，大多是贫困的。比如湖北、江西，向来不是富足省份，食物只够用来充饥，味道重是为了让有限的饭菜能"以一当十"。作为装点的糖，对他们来说就有些奢侈了。

　　打个比喻，基础生存必需的盐，铺就了一张锦，糖是这张锦上的花。人在满足温饱、生活安逸时，才有机会吃糖、嗜甜。英国的乔纳森·斯威夫特写过这样一句话："追求甜和光明，是人类两件最高贵的事情。"他是作家，写过《格列佛游记》，用超人的想象写出了小人国、大人国的童话，但极不善人际关系，几乎不曾笑过，似乎自己也一直处于甜味的缺乏和对甜味的追求中。

国外有一种糖叫 life saver，它的形状很像救生圈并因此而得名。就像套上救生圈可以安全游泳一样，寓意着糖能救命，尤其是当你饥苦难耐或者万念俱灰的时候。确实如此，因为我们口腔里的甜味感受体，直接连接到大脑中分泌内啡肽也就是幸福激素的地方，那里专门制造快感，"甘之如饴"的感受其实是物质和精神的双赢。

但是，糖能使人欢愉、开心的理论，止于经济不发达、物质匮乏的时期。因为那时候的糖只是调味，是偶尔的零食。它在刺激内啡肽分泌之后，再没有余下的能力使人发胖。

现在的问题是，糖类摄入过量是整个世界的问题，而且正在成为疾病的起因。糖尿病、高血压、冠心病都与此直接相关。美国国家环境健康科学研究所对 26.5 万名年龄在 50～71 岁的老年人进行研究，掌握了受访者在近 10 年里饮用过的饮料以及饮用频率等资料。结果显示，一天喝超过四罐饮料，抑郁风险比完全不喝的人要高 30%；喝饮料的人比完全不喝的人患抑郁的风险要高 22%。

英国伦敦大学实验者追踪共 3486 名中年男女 5 年，发现摄取愈多西式甜食、油炸食品、加工肉品、精制谷物等，罹患抑郁症比例愈高，但摄取愈多全谷、蔬果、鱼类等天然食物，罹患抑郁症比例愈低。

究其原因，是身体在糖转化为热量时，要消耗大量的 B 族维生素。B 族维生素如前所述，是一种无忧营养素，它能保护神经细胞，由此避免神经细胞病态下产生的抑郁情绪。

　　所以，糖的甜味带来的开心，很可能是在饮鸩止渴。真能改善心境的，是中医说的甘味，甘味的食物和药物都有这个效果，只不过中医说的甘味不是甜味，更不是多吃糖。中医的甘味药物和食物是具有补益作用的，用中医理论评价则是：有滋补和中、调和药性及缓急止痛的作用。它们之所以能使人开心，是因为从身体中消除了引起情绪低落的虚性因素。

14. 春宜"减酸增甘"不是"春天要多吃糖"的意思

　　每到春天,养生专家都要就春天的特点来讲养生,其中有个关键词叫"春宜减酸增甘",意思是,到了春天要少吃酸的,多吃甘味的。

　　于是,很多喜欢吃甜食的人可得意了,终于有了可以放开嘴巴吃甜东西的理由了!事实上,这是对中医养生的一个误解,因为中医所说的"甘",绝对不等于甜味,更不是甜味食物,而是中医里属于"甘味"的药物,这个"甘味"有的时候吃起来并不都是甜的。

　　这个"减酸增甘"的理论,是唐代医家孙思邈说的:"春七十二日,省酸增甘,以养脾气。"意思是说,春季是"肝"所主的季节,这个时候容易肝气过旺,而酸是入肝的,所以要少食酸性食物,否则会使肝火更旺。

　　在五行中,属于木的"肝",要克伐属于土的"脾",如果肝气过旺,脾气就要受到压制。比如我们平时生气时，再好吃的美食摆在面前，你也没有食欲，就是因为脾胃被肝克制了。为了防止肝气在春天过旺，不仅要少吃酸味，还要多吃一些健脾的药物或者食物，保护脾气不受克伐，因为"甘味"的食物和药物多是入脾经的，吃它是为了补脾。

那么，什么才是中医讲的甘味的药物或者食物呢？首先，中医里说的"味"，是中药药性的一部分，不单单是嘴巴尝出来的味道，还包括了药物功效。一般来说，甘味药具有补益、和中、缓急的作用。

具有补益作用的药，就是我们常说的补药；和中，指调和脾胃、调和药性的作用，比如甘草能使药性猛烈的药物收敛一点，毒性减轻一点；缓急，指缓和脘腹和四肢拘急疼痛，缓和药性的作用，比如白芍。

我们熟悉的药物中，除了真正甜味的大枣、甘草，还有黄芪、当归、枸杞子、生地黄、黄精、阿胶、麦冬、葛根，它们尝起来虽然没有明显的甜味，但都属于甘味，这也是我们补虚时离不开的药物。所以"减酸增甘"可以这么理解：在春天的时候要提前补脾，可以多吃些补脾的药物或者食物，而绝对不是简单地多吃甜的。

之所以这么强调，是因为我们食物中的甜的，一般都容易生湿。脾虚的人，本身就最容易被湿邪击中，多吃甜是在增加脾的负担。因为"湿"其实就是身体里没能及时代谢出去的废物，将它们代谢出去的工作是脾气的职责。而一个脾虚的人，代谢能力往往是不足的，脏东西更容易留在体内。比如很多胖子，特别是中段肥胖的人，虽然看着壮实，实际上总觉得累，这种人看中医往往属于"脾虚湿困"。他们的累就是"湿"，或者说是脏东西因为脾气没能力及时排出去造成的。这些脏东西，又往往与饮食有关，尤其是油腻的、甜的。

脾虚的人，到了春天和夏天容易困。春天的困是因为脾虚、气血不充盛，不能使春天扩张的血脉充盈；夏天的困是脾虚导致的湿重，身体被湿缠住了，所以又沉又困。这种人不论春夏都要注意补脾，但绝对不能多吃甜的。他们该用的药物是黄芪、白术之类，不仅甘，而且性质偏温。只有稍带温性，才能把属于阴邪的湿"吹干"，这也就是中医说的"燥湿"之意。

因此，从这个意义上理解，所谓的"减酸增甘"，其实可以理解为，到了春天就应该补脾，至于补脾时的甘味药，是要根据患者不同的体质来选择的。

15. 甘味中药大排行

（1）人参

人参有很多种，都是甘味的。直接晒干的叫生晒参，煮熟晒干的称红参，二者力量近似，但红参热性明显，容易上火。所以，只有气虚到极致，甚至是生命垂危需要回阳救逆的时候才可用红参，其他时候用生晒参更安全。

与之相比，西洋参更平和，没有上火的问题，可以气阴双补两亏，即便是阴虚火旺的也可以，只是力量不及生晒参。

党参也是一种参，但比人参便宜，而且补气之力不如人参，却有养血生津的作用，气虚而兼血亏津耗者更适合用党参。

再有就是太子参，近似西洋参的"草根版"，价格便宜，而且补的时候没有上火问题，特别适合脾肺虚弱、气虚津伤的证。糖尿病患者补气的时候，常用 30 g 太子参代替党参、人参。

　　需要提醒的是，人参的吃法是有讲究的，一般不和其他中药一起煮。一来人参价格高，一起煮的时候，人参的成分未必全部浸出来；二来人参最适合的吃法不是水煮，而是隔水炖。像蒸鸡蛋羹似的，将人参先放在小碗中，加适量水后，用碟子将碗盖上，或者用专门的蒸人参的杯子，总之是要盖好密闭之后再放入锅中，锅中加水，将放了人参的碗放在锅中。这样蒸 40 分钟，放凉后，吃的时候再打开盖子，这样更能保证人参的有效成分不损失。

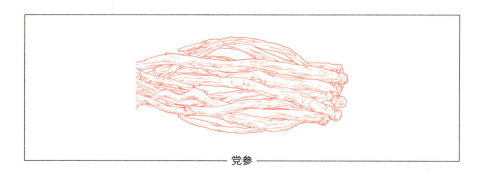

党参

（2）黄芪

黄芪是我最推崇的一个药，一般的气虚都适合，而且没有人参的那种补气的同时伤阴的问题。

黄芪可以治的病状很多，特别是爱出汗、水肿，不管是心脏引起的还是肾脏引起的，甚至没有这些器质性的病，只是因为虚导致的功能性水肿，黄芪都适合。因为它能补气，等于是增加你身体推动水的能力。

黄芪有生的和炙的区别。炙的偏重补气升阳，但这么一炙，功能就局限了，仅仅能补气，不能固表也不能止汗了。生用的话，这些作用都在，而且还能降血糖。生黄芪的量可以用到 15 g ~ 60 g，特别是降血糖的时候，用量小了血糖降不下来，前面我写胡适的那个例子，他的方子里生黄芪就用到了 120 g。

经常有人告诉我，总是疲劳，面色发黄，到了下午说话都有气无力的，而且动不动就感冒了，情绪也因此受影响，没精打采的。我一般都推荐他们用黄芪来泡茶，和大枣一起，这算是"黄脸婆"的"扫黄茶"了。

方 子	黄芪大枣茶
黄芪 10 g	大枣 3 ~ 5 枚
开水冲泡，每天代茶饮。	

（3）茯苓

茯苓也是甘味的，它有个美誉叫"四季圣药"，意思是一年四季都可以用的好药。之所以如此，是因为它性质非常平和，也因此，它是中医药膳中出现频率最高的一个。而这种药食同源的药物，一般是常吃也不会出现上火之类的问题的。

茯苓能利水渗湿、健脾宁心，所以，脾虚导致的小便不利、水肿、肚子胀、食欲不振、大便不成形、心神不宁、心悸失眠都适合用。

水肿是很多女人常见的，她们的心肾都没问题，为什么会肿？这就是雌激素使然，雌激素本身有保水的作用，所以女人的皮肤才会水嫩。这也就带来了问题，女性的内分泌很容易出偏差，激素分泌就可能失调，这个时候就容易水肿，这种功能性的水肿最适合用甘味的补药来调理。黄芪、茯苓常用，通过补脾，将停留在身体里的水推出去。

茯苓很平和，用量可以比较大，治病的时候一服药可以用到 60 g 甚至更多，生活中每天吃 50 g 左右也没有问题。

| 茯苓糕 | 茯苓可以代替粮食，把茯苓打成粉之后和白面一起蒸馒头，一半白面一半茯苓粉；或者把茯苓粉调在牛奶、豆浆中代替麦片，一来能健脾消肿，二来还能少吃粮食，减少热量的摄入，治病的同时还减肥了。 |

（4）白术

白术的作用是健脾益气、燥湿利水，作用和茯苓类似。但它是燥湿，茯苓是利湿。《本草从新》称其为"开胃神药，而其尤能燥湿"，那种舌苔很厚很腻、胃口特别差的人，都可借助白术来开胃。

笼统地讲，白术是健脾；精细划分的话，白术是运脾。这个"运"字体现在它治疗的疾病上，利湿退肿、降糖降压、开胃都是"运"的结果，把该运走的东西运走。

还有就是止汗，很多女性有更年期综合征，汗很多。西医多诊断为自主神经功能紊乱，用炒白术 10 g，加上浮小麦 30 g，还可以加冬瓜仁 10 g——我们吃的冬瓜，它的籽晾干了入药。冬瓜仁是利尿的，加上去是让水从小便运走，而不是从汗走，汗就止住了。

这些用的都是炒白术，炒制之后它的运的作用就增强了。因为生白术很燥，但生白术有个用处很特殊——通便，特别是那种因为虚导致的便秘，不是大便干燥拉不出来，而是没有力气拉出来。

白术通便方	用于虚性便秘。 生白术 30 g，当归 10 g，肉苁蓉 10 g。 这个方子里全是补药，后两味是补血补肾的，老年人、身体虚弱人的便秘都适合。

（5）地黄

地黄在药里一般以生地黄或者熟地黄的名字出现，虽然都是地黄，但生、熟的区别还是很大的。

熟地黄是地黄用黄酒反复闷蒸晒干而成，适合补血，可以用于血虚，而且能滋阴填精，治疗比较严重的阴虚，一般是到了肝肾阴虚的时候用。但其滋腻碍胃，有碍消化，影响食欲，一般要配合木香、砂仁、陈皮等同用，如果原本食欲就差，熟地黄就要慎用了。

生地黄是没有经过炮制的地黄，除和熟地黄一样能补血滋阴外，还能凉血止血，尤宜于热病伤阴、血热妄行的，用鲜地黄取汁兑服。由此可见生地黄的药性还是偏凉的。

虽然生地黄补血的力量不如熟地黄，但如果这个人虽然血虚，但是脾胃很弱，胃口很差，就不适合用熟地黄，而可以用生黄芪和当归相配，这是个补血名方，补血足够，还规避了熟地滋腻的弱点。

广东人喜欢煲汤，这种民俗和那里气候炎热有关系，炎热的气候对人体的损耗大，而且会伤及身体之阴。人体之阴是生命的基础，煲汤其实就是补阴，给身体夯实基础。其中一种汤就是生地龙骨汤，用生地黄和猪脊骨熬汤，天气热的时候用生地黄，秋冬稍微凉快一点的时候用熟地黄，或者生熟各半，就是在规避熟地上火的同时，给身体补阴。这种汤是他们的例汤，味道不错，如果是为了补血养阴，所有地区的人都可以效仿着自制了喝。

| 生地龙骨汤 | 生地黄、熟地黄各 10 g，猪脊骨 2 斤。
脊骨飞水去血沫后，加入生地黄、熟地黄、料酒，与脊骨同煮至肉烂，调味后吃肉喝汤即可，煮熟的生熟地也可以食用。 |

（6）山药

山药和白术一样都是健脾要药，区别不仅在于药力，还在于药性。白术偏燥，用于脾虚生湿，缺点是可能伤阴，阴虚时候慎用。但山药偏润，用于脾虚阴亏，所以湿盛时要慎用。

别小看山药这种食材，它有四效：益肺气，可以治虚痨，就是过去的结核病，现在可以理解为慢性消耗性疾病；能固肾关，所以善治遗精，小便频或者白带多而且质地清稀也可用；能生津液，因此也是糖尿病人的粮食替代品；还能助眠，因为它有安心神的作用。很多老中医推荐给失眠的人的偏方是，临睡前一两个小时，煮一段山药吃，100 g就可以。

我认识一个银行高管，女性，四十几岁，有严重的黄褐斑，而且斑点是发黑的，两颊都整片地发暗。她自己也知道，只要一段时间注意一点，每天煮一段山药吃，面上的斑点就能轻一点。这就是因为山药能补肾阴，否则也不会是六味地黄丸这么重要的药物中的一味。这种斑点发黑的黄褐斑，是肝肾阴虚导致的，所以山药对她非常见效。

| 山药炒木耳 | 山药去皮切片，木耳水发后洗净，加肉片同炒，出锅时点缀几粒枸杞子，红白黑的配色不仅卖相好，而且都是入肾经的食材，是补肾的常用药膳。 |

（7）阿胶

阿胶是补血养阴的极品，其中以东阿阿胶最好，除了制胶所用黑驴皮的严格规范外，还有东阿当地的"阿井"水，这是无法取代和复制的，由此保证了阿胶的地道和功效。

阿胶的吃法可能很多人不知道，中医最传统的吃法是"烊化"，就是将阿胶砸碎，每次取 10 g 左右放杯中，加冰糖少许，用沸水或药汁适量冲开，搅拌，像蒸鸡蛋羹一样隔水蒸至融化，放冷后就可以服用了。也可以用黄酒或者白开水代替药汁。如果你已经有了"黄脸婆"的问题，皮肤、头发状态都不好了，而且总是疲劳、容易感冒、手脚冰凉，这样的阿胶膏应该成为每天的养生"零食"。

很多人觉得吃阿胶会上火，这是个误会。阿胶本身是性质平和的，之所以被误认为上火，是因为阿胶经常和人参、黄芪、熟地之类的药物配合，产生滋腻问题，"滋腻"就是难消化的意思。但入肾经、能从根本上起补益作用的药，多有这个问题，如果不滋腻，它们的补益效果就要打折扣了，所谓"滋腻"，也是其药性厚重的结果之一。

避免滋腻问题很简单，一个是用量，不要一次性地过量，要循序渐进，找到一个消化功能可以接受的量，一般一天 10 g 以内就可以。第二个就是可以和化滞的药物配合吃，比如山楂、陈皮、枳壳，都是经常和补药同用的小品类药物，用来防止滋腻。比如复方阿胶浆中用到的山楂，就是作此用。

阿胶配陈皮茶	吃阿胶的时候最好配一杯陈皮茶，就是药店里买的陈皮，取 10 g，像泡茶一样冲泡，可以加点冰糖。一杯飘着橘香的茶和一块阿胶膏配，不仅有情调，而且补阴而不滋腻。

（8）麦冬

麦冬经常用来滋养肺胃之阴，对因为天气干燥而口渴或者伤阴初期口渴口干的，可以用麦冬 15 g、乌梅 3 枚，像沏茶一样泡水喝。

麦冬性味是甘的，乌梅是酸的，中医讲"酸甘化阴"，这两个药配合治疗非糖尿病导致的轻中度口干口渴效果很好。如果没有糖尿病，可以加点蜂蜜或者冰糖调味。

有个方子叫五汁饮，用的是梨汁、藕汁、荸荠汁、麦冬汁、鲜芦根汁，里面就用到了新鲜的麦冬。此方出自清代名医吴鞠通的《温病条辨》，针对的是高热之后的伤阴诸证，有点像现代人经常用来止咳润燥的梨汁，但药力比梨汁要大。

麦冬的另外一个作用是安心，尤其对心动过速者。因为心动过速在中医看来多有伤心阴的原因，麦冬除了入肺胃二经，还能入心经，这也是为什么治疗心力衰竭的时候都要用到的生脉饮会用到麦冬，就是要借麦冬的补心阴之力。

　　心动过速常见于女性，有的时候就是生理性的，吃降心率的西药有点用力过猛，但患者本人确实难受。这个时候就可以用到麦冬，与西洋参配，既不上火，又能平和地降低心率。

麦冬安心茶	西洋参 10 g（或太子参 20 g）、麦冬 15 g，开水冲泡后饮用。

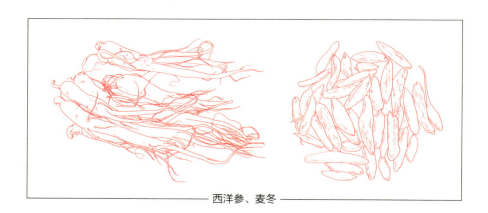

—— 西洋参、麦冬 ——

（9）石斛

　　石斛是补肾良药，其中的铁皮石斛最为上品。在民间，过去的人们曾将新鲜的铁皮石斛原汁喂入身体极度虚弱的重危患者口中，可使其慢慢复苏。因此，铁皮石斛也有"救命仙草"的美誉。

　　唐开元年间的道家经典《道藏》，曾把铁皮石斛列为"中华九大仙草"之首。唐宋以来的历代皇帝，也都把铁皮石斛列为贡品。据说，梅兰芳先生每天都用铁皮石斛煎汤代茶饮，后世的研究者认为，他能常年保持阴柔白皙的容颜和清亮的嗓音，铁皮石斛功不可没。

　　石斛味甘而微寒，所以在补阴的同时还有轻微的抑火作用，因为阴虚之人总是难免有微微的虚火。这种人不仅干瘦，而且总觉得口渴，喝水也不解渴，这是胃阴虚，虚火浮越导致的，正好可以借助石斛的养阴生津作用来抑火。

　　梅兰芳大师当时的身心消耗都不同于常人，这种消耗最后都会累及肾阴、肾精，通俗点说，就是对身体基础构成最根本的消耗，无论面容还是嗓音都会在劫难逃。劳心劳力的人肯定比同龄人先老，这是铁律。所以梅大师求助于石斛，而且是品质最好的铁皮石斛。

石斛茶	一般情况下，每天 10 g，最好是水煎一下放在保温杯中，这一天都不断地续水饮用。如果是铁皮石斛，就要先拍碎，然后久煎至少 30 分钟，如果是和鸭、鸡一起炖汤，最好炖一两个小时，这样才能利于药力的渗出。

（10）百合

　　唐代诗人王维曾经专门为中药百合写过一首诗："冥搜到百合，真使当重肉。软温甚蹲鸱，莹净岂鸿鹄？食之当有助，盖昔先所服。果堪止无泪，欲纵望江目。"

最后一句"果堪止无泪，欲纵望江目"，说的是服食百合能止眼泪，使双目清亮。由此真想站在大江岸边，纵目遥望那远去的江流。这个"止涕泪"在《本草纲目》上也有记载，但显然不是单纯的抑制眼泪，而是改变心绪的意思。而百合在张仲景的《伤寒论》中，也被用来治疗一些和精神、心情有关的病状，这种病，张仲景称为"百合病"。

百合病的症状是："意欲食复不能食，常默然，欲卧不能卧，欲行不能行，欲食或有美时，或有不闻食臭时，如寒无寒，如热无热，口苦，小便赤，诸药不能治，得药则剧吐利，如有神灵者，身形如和，其脉微数。"

从症状描述就可以看出，罹患者的精神、饮食、睡眠、行为、语言、感觉等方方面面多失调，与现在的抑郁症极为相似。之所以用百合治疗，是因为百合是甘性的，而且入心经，是一味益气安神的良药。《日华子本草》言，百合"安心、定胆、益智、养五脏"，用在心情焦虑、烦躁以及由此引起的失眠上，顺理成章。

《伤寒论》用百合组成了一些方子，其中的百合地黄汤常被用来治疗身心同在的症状：神志恍惚，夜游症，沉默寡言，如寒无寒，如热无热，时而欲食，时而恶食，口苦，小便赤。这一组病状的起因是中医讲的阴虚内热，所以才会小便赤、口苦。因为阴虚，虚火搅动而心神不宁，所以用能养血凉血的生地黄 30 g，配合能安心宁神的百合 30 g，虽然才两味药，但药单力专，能直达病所。

百合是药食两用的，身体偏瘦，容易上火，容易失眠，对外界刺激过于敏感的人，百合应该常吃。药店里的是干百合，一般用量在 10 g～30 g，鲜百合用量可以用到 50 g。

百合莲子羹	百合（干）20 g、莲子 10 g、银耳 3～5 朵，置砂锅中文火慢炖 1 小时后，加冰糖调味即可食用。 如果有心烦的问题，可以选用带心的莲子，因为莲子心是清心火的，在百合补心阴的同时清心火，可以尽快去掉烦心的问题。

（11）黄精

黄精被称为中医的"四大仙药"之一，另三味是人参、灵芝、茯神。黄精在神仙道教故事里，是最常见的一味药物。《神仙传》里，不少老少男女神仙都是通过服饵黄精脱胎换骨，走上长生之路的，当然这只是传说，但也一定是因为保健效果显著，才可以成为传说的吧。

《博物记》中说："昔黄帝问天姥曰：天地所生，有食之令人不死者乎？天姥告诉黄帝，太阳之草名黄精，食之可以长生。"这应该是有关服饵黄精的早期记载。东晋道士兼医药家葛洪，在他的《抱朴子·仙药》中亦讲过黄精"服之十年乃可大得其益"。清宫内廷记载过九转黄精丹，就是将黄精和当归各等量相配，用于清宫的保健养生。

黄精蒸鸡	这是一道川菜名菜，能益气补虚，可以是体倦无力、精神疲惫者的日常药膳。 鸡去毛及内脏，洗净，剁成一寸见方的块，放入沸水锅烫3分钟捞出，洗净血沫，装入气锅内，加入葱、姜、食盐、川椒、味精，再加入黄精10 g、山药20 g，盖好汽锅盖，上笼蒸3小时即成。

（12）枸杞子

枸杞子的归经，肝肾放在前面，其次才是肺，可见枸杞子的养阴力量重在肝肾二经。所以，中医养肝肾之阴的经典、重磅方剂中常会用到它，比如左归丸、杞菊地黄丸、龟鹿二仙膏、右归丸等。

但是，枸杞子毕竟是性平的，所以虽然入肝肾经，但补阴的效果很缓和，一般不至于上火，因此也是日常补阴的好东西。

我喜欢把枸杞子放在茶叶边上，每天沏茶的时候放十几粒，就是想借助日常的微小补阴之力，预防长期电脑前工作引起的伤阴。也确实，有一段时间，因为用眼过度，眼睛干涩得厉害，从那开始用枸杞子泡水，不到一个星期干涩就好了，此后再没出现过。

枸杞茶	枸杞子20余粒、茶叶（红茶、绿茶、花茶不拘）若干，每天冲泡饮用。

（13）桑葚

桑葚虽然是食物，但在归经上已经入了肝肾二经，临床开的药物是干桑葚，滋补效果比我们当水果吃的时候力量大很多，而且也比只入肺经的药作用深入得多。对于那些长期便秘的女性，桑葚很对她们的症，因为长期的便秘，很少是因为上火，没有一个人可以长期上火。她们多是因为虚而便秘。女性的虚性便秘，血虚的偏多，因为血虚无以润滑肠道，她们的通便药，一定缺不了当归、桑葚，非补血不能通便。

女子通便方	桑葚 50 g、肉苁蓉 10 g、黑芝麻 20 g，用水煎服或者开水冲泡，每天 1 剂，对于女性面色无华兼有便秘者最适合。

（14）黑芝麻

现在的人们知道要多吃粗粮、杂粮，因为它们含有各种矿物质和微量元素，比精米白面要多，所以都喜欢熬杂粮粥，选各种米和豆一起煮。这是对的，但是其中缺少一个很重要的食材——黑芝麻。各种粗粮豆子就算是品种繁多，基本也是入脾经的，没有入肾经的，不可能兼顾到补肾。而且，它们大多含有的是 B 族维生素，缺少维生素 E 等脂溶性的维生素。但是，如果加了黑芝麻，既入了肾经，又增加了脂溶性维生素，杂粮粥的内容就更丰富了。

　　杂粮粥纤维素多，这是好事情，但纤维素多的时候加重胃的负担，所以可以将杂粮粥变成杂粮糊，用豆浆机来做。一来粉碎了，便于消化；二来可以把黑芝麻一起打进去，这样做出的杂粮糊味道又香了很多。

16. 总是无故想哭？试试这款"枣馒头"

像前面说的那种有悲秋综合征的人，或者即便不是秋天，也会无缘由地想哭，总觉得委屈的人，多为体弱的女性，特别是更年期前后的女性。针对这种情绪问题，早在成书于西汉的《伤寒论》中，张仲景就给过一个方子叫"甘麦大枣汤"，专门治疗这种顾影自怜的悲伤。

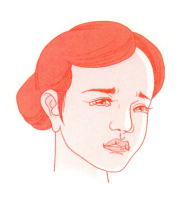

从药物组成上看，这个方子和生活中的"枣馒头"类似，不外乎大枣、小麦等食物。但是，来自南开大学的研究显示：甘麦大枣汤与西医经典抗抑郁药马普替林，存在行为数据的相似，由此推测它们通过共同的神经信号通路发挥疗效。

甘麦大枣汤的组成是甘草 9 g、淮小麦 15 g ~ 30 g、大枣 5 ~ 6 枚。像煎中药一样煎煮后即可服用。虽然组方简单甚至家常，但是一直被用来治疗"妇人脏躁"。

这是中医的医学术语，《金匮要略》的原话是："妇人脏躁，喜悲伤欲哭，象如神灵所作，数欠伸。"情绪变动、喜怒无常的原因，中医归结为"脏躁"，而脾虚导致的阴血不足，就是引起"脏躁"的原因，所以用了能补脾生血的小麦、大枣。也就是说，容易悲秋，喜欢无端哭泣，是身体的虚弱使然。中医早就知道情绪和身体的关系，而且将情绪中偏于亢奋的多归于实，偏于抑制的，包括抑郁想哭等，都归于虚。

其中的小麦，是淮小麦，之所以特别提出，是因为还有一种浮小麦也是入药的。两种小麦都可以在药店买到，但作用有区别。

淮小麦指的是江淮地区出产的颗粒饱满的小麦，浮小麦则是产于北方的、干瘪的、放入水里能漂浮起来的麦子。淮小麦的作用是养心宁神，更适合治疗这种无缘由的抑郁、想哭；浮小麦的作用是敛汗，如果你除了有抑郁想哭的情形，还虚汗严重，可以再加上浮小麦 15 g。

甘草、小麦、大枣，看似近乎普通的食物，但它们有个共性，都是入脾经的甘味药。在中医对抑郁的治疗中，甘味药的使用是频率最高的。因为甘味药物以补益者居多，它们是通过补益虚损的气血来纠正抑郁的。换句话说，这些适合用"枣馒头"治疗的抑郁者，身体素质上也是个弱者，虽然虚损程度不如恶性肿瘤，但却有了相当长的时日，伴随这种慢性虚损的就是慢性的长期的抑郁。因此，治疗上非和缓地改善虚损不能使他们开心，这也是这个有了近两千年历史的古方至今仍旧用于临床而且屡试不爽的原因。

方 子　甘麦大枣汤

甘草 9 g	淮小麦 30 g	枣 5~6 枚

17. 饴糖才是"女人糖"

　　女人吃红糖养生，是老早的规矩，那时候多是分娩之后、月子里一定要吃红糖，或者用红糖炖煮鸡蛋之类的。

　　的确，比之冰糖、白糖，红糖是温性的，月子里或者月经期女性要以保温为主，红糖用得恰如其分。但真正的"女人糖"，特别是对于身体虚弱，并且因为虚弱而情绪低落、抑郁的人，饴糖才是她们的"女人糖"。因为从养生角度看，饴糖的补益价值远在红糖之上。饴糖，也是唯一一种被中医用来补虚的糖。

　　红糖一般是甘蔗经榨汁，通过简易处理浓缩形成的。红糖按结晶颗粒不同，分为赤砂糖、红糖粉，因没有经过高度精炼，它们几乎保留了蔗汁中的全部成分，除了具备糖的功能外，还含有维生素和微量元素，如铁、锌、锰、铬等，这是它们的营养成分比白砂糖要高之处。而且，它的药用价值也在它的温性，可以避免因为食物的寒凉加重瘀血。但红糖本身并无补益之功，那些号称能治病的红糖一般是要添加药物的，至少要加上老姜，非此，仅凭红糖本身是很难化瘀的，更无补益之功。

饴糖则是以高粱、米、大麦、粟、玉米等淀粉质的粮食为原料，经发酵糖化制成的食品，又称饧、胶饴，主要含麦芽糖以及 B 族维生素和铁等。

红糖和饴糖的区别主要在"出身"、来源，红糖来源于甘蔗或者是甜菜，饴糖来源于粮食，因此也就都带有各自来源的特性：甘蔗和甜菜是果蔬类，性质偏凉；高粱、大麦是粮食，性质偏热。更重要的是，粮食都是入脾经的，本身就有健脾功能，《黄帝内经》在论述食物的时候，列在第一的就是粮食，所谓"五谷为养"，而且这些做饴糖的粮食都是甘味的，因此是具有补益作用的粮食。由此而来的饴糖，自然也秉承了这个特点，也因此，饴糖是唯一被当作药物荣登医学经典的糖。

中医有个名方叫小建中汤，现在药店里能买到的小建中颗粒就是这个方子的现代制剂。这个名方出自西汉名医张仲景的《伤寒论》，他的大建中汤、黄芪建中汤中均用饴糖到一升，相当于现在 200 g 左右，可谓重用了。

对饴糖在这个名方中的价值，后世医家汪讱庵评论说："夫小建中汤之不用饴糖，犹桂枝汤之不用桂枝，有是理乎？"可见饴糖虽然是食物，却是名方的灵魂。只可惜，很多拿到这个药方的人，总以为饴糖无非是调味品，无非是想让汤药不那么苦，由此用白糖甚至冰糖或者蜂蜜来代替饴糖。这样的做法，足以使方子的效用减半！

　　可能有人会问，白术、人参均能入脾胃之经，它们与饴糖又有何不同呢？白术入脾胃，虽能祛湿但不能润燥；人参入脾胃，虽能补津液，又与血无关。饴糖则是柔润芳甘，最合脾土之德，气血皆补，能助其化生气血及传输气血，还能缓急。这缓急，既包括对虚性疼痛的缓解，也包括对拘挛心情的平复。

　　换句话说，如果你的问题没有严重到需要吃小建中汤的程度，用饴糖作为每天的保养，也能改善脾虚引起的诸多问题。一些慢性胃病、慢性肠炎、慢性肝炎等消化系统的老病号，或者脾胃功能长期不好，吃点凉的就难受，吃多一点就消化不良的，你家里的白糖冰糖，最好换成饴糖。

　　饴糖的最简单吃法就是作为"红茶伴侣"。红茶是温性的，配上饴糖，在温性的基础上增加健脾功效。如果有严重的怕冷，还可以加几片生姜，作为每天的下午茶，适合在阳气逐渐变弱的下午饮用。我们总说女人应该对自己好一点，饴糖红茶无疑是对女人身心的双重安抚。

　　饴糖的样子很好看，淡黄的，像透明的琉璃，而且有粮食的香气，有硬质的和软质的两种。入药时，软质的为好，在药物煎煮时，要在药煎好之后再将饴糖融化其中。

18. 你的疲劳是"慢性疲劳综合征"吗

　　疲劳很常见，现在的生活节奏这么快，工作压力这么大，很多人都会觉得累，但其中有一种"累"是病，医学上称之为慢性疲劳综合征。只不过这个大家不熟悉的病名，并不能把所有的疲劳都装进去，它是有指标的。

　　如果同时具有下面的两大主要标准、十二项症状标准和四项体征标准，或累计具有八项以上单纯的症状标准，就可确诊为慢性疲劳综合征。

两大主要标准：
① 持久或反复发作的疲劳，持续时间在 6 个月以上。
② 根据病史、体征或实验室检查结果，可排除引起慢性疲劳的各种器质性疾病。通俗点讲，就是在医院里查不出引起疲劳的原因，既不是因为糖尿病，也不是因为甲低，更不是因为肿瘤。

十二项症状标准：

① 体力或心理负荷过重，引起不易解除的疲劳。

② 没有明确原因的肌肉无力。

③ 失眠或经常多梦和早醒。

④ 头涨、头昏或头痛。

⑤ 食欲不振。

⑥ 肩背部不适、胸部有紧缩感，或有不定位的肌肉痛和关节痛，但又无明确的风湿或外伤史。

⑦ 心情抑郁、焦虑、紧张、恐惧。

⑧ 兴趣减退或丧失。

⑨ 性功能减退。

⑩ 注意力不易集中，记忆力减退。

⑪ 低热。

⑫ 咽干、咽痛或喉部有紧缩感。

四项体征标准：

① 持续的低于 38℃ 的低热。

② 咽部充血，但无明确扁桃体炎症。

③ 可摸到小于 2 cm 的颈部淋巴结肿大或有压痛感。

④ 未发现其他引起疲劳的疾病体征。

这种疲劳综合征，最常见于 20 ~ 40 岁的人。压力越大的职业，发病率越高，而且男性多于女性。

究其发病原因，有三点：工作时间过长而体力透支、精神压力大、生活不规律。大多数病患的患病时间超过一年半，所以，对此病的治疗也很简单，要从放松身心、调整生活入手。

这个人可能一开始只觉得自己容易上火，总是口腔溃疡，其实，这已经是慢性疲劳综合征的症状之一了，是免疫力下降的标志。他还会发现，自己很容易感冒，一年之内感冒三四次，而且拖的时间很久，如果这样仍旧没有充分休息、调整，心肌炎、肾小球肾炎等难治的免疫性疾病很可能跟随其后。

因为慢性疲劳综合征也涉及情绪，所以有时候容易和抑郁症混淆，辨别它们的办法很简单：

（1）慢性疲劳综合征是："我觉得累，但我可以干。"

抑郁症是："我不想干、不想动、不愿意干。"

（2）慢性疲劳综合征的身体症状很清晰，他们可以确认自己有精力下降、没劲、胃肠道不好等症状。

抑郁症的人，说不清哪里不舒服，今天说肌肉疼，明天说关节疼，后天说头疼，症状会不停地变化。

（3）抑郁症患者对生活的欲望很低，慢性疲劳综合征患者没有这方面的感觉，不会表现出厌世。

19. 一个能治无病呻吟的千年古方

　　"无病呻吟"是个形容词，多是说这个人的感受很夸张，没什么毛病却总是觉得不舒服，这儿疼那儿疼的。这种情况很常见，特别是女性，说起难受之处，一说就是一串：头疼、胸痛、后背疼，胳膊也难受……一个有经验的医生，如果遇到这种浑身都疼、难受或者疼痛超过四处的反倒是可以放心了，如果她们也不发热，各种化验检查还正常，看西医的话，一般会推荐去看看心理科，这些很可能是心理疾病的躯体表现，比如抑郁症。如果看中医，就会被当成患者，她们大多被中医辨证为虚，因为她们的病态感受，包括坏心情，都是身体虚导致的。

　　能治疗这种无病呻吟的古方，典型的一个就是桂枝加人参汤，是在桂枝汤的基础上加了人参，原方治疗的适应证是感冒之后，甚至感冒好了，但是身体长时间地疼痛、不舒服，也可以延展到虽然没有感冒，但随着虚损，随着增龄，疼痛开始出现，而且缠绵难愈。这种痛，只有通过补养才能止。

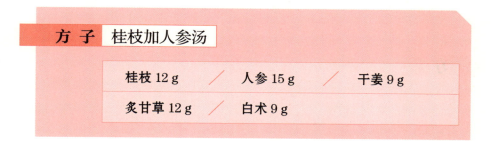

方 子 桂枝加人参汤

桂枝 12 g	/	人参 15 g	/	干姜 9 g
炙甘草 12 g	/	白术 9 g		

　　仔细看这个方子，都是性质偏温热的药物，但没有一个止痛药，之所以有止痛效果，是因为这些无病呻吟者的痛，在中医这里是因为气血虚，不能濡养，类似营养不良的意思。而虚向来和寒连在一起，因为身体的活力是靠热量来维持的。虚了之后，产能就受限，寒便接踵而至。这个方子就是通过温热的补气养血药来补虚止痛的，也兼顾到了暖身、驱寒的效果。它对于很多找不到原因的浑身的长期的慢性疼痛，甚至包括带状疱疹的"后遗痛"都有作用，而且不需要局限于这个方子里的药物，可根据患者的情况，酌情增加补气药和补血药。

　　曾经有个孩子得了一种怪病，每天傍晚的时候两条小腿肌肉痉挛、疼痛，为此去了几家大医院，既没查出原因，更没给出办法。家长只当是缺钙，不断地补钙，但没有任何缓解，只好去看中医。接诊的中医是我的师兄，他问了病症，一下就想到了张仲景的一个方子，其中只有两味药，一个是芍药，一个是甘草，这个方子叫芍药甘草汤。结果就是用芍药20 g、甘草10 g，一服药也不过几元钱，但这个孩子吃到第二天，肌肉的痉挛问题就减轻了大半，之后继续在这个方意基础上调整，直到症状消失。

方 子　芍药甘草汤

芍药 20 g	甘草 10 g

张仲景当初开这个方子，治疗的是"脚挛急"，这个孩子的病状正好与此相符。虽然组方和前面的桂枝加人参汤的药物不同，但方意是一样的，这就是中医讲究的"尊法而不泥方"。因为芍药和甘草是甘味的，都有缓急止痛的效果，它们所缓之急是血虚导致的。

非但如此，很多年岁小的孩子，不明原因，最终也查不出原因的肚子疼，用这个方子也有效。因为西医现在发现，这种奇怪的肚子疼，类似于生长痛，过去大多发生在腿部的长骨，是骨骼生长过快牵扯周围组织引起的疼痛，是孩子生长发育过程中营养供给不足带来的。肚子痛的机制也与此相仿，这些都属于中医的血虚。一些中老年人，腿抽筋，或者腿部的肌肉疼痛，总觉得是缺钙，但每天吃钙片也不见好，用这个芍药甘草汤却能见效，说明他们的慢性疼痛都属于中医说的血虚。甘味药物通过补益解除了慢性疼痛，也就去除了呻吟的原因。

前面说了，人体的神经系统是自带止痛功能的，只可惜有这种功能的神经退化得早。人老了，或者虽然没老但身体虚了，未老先衰了，这个止痛系统都会受到影响而率先退化，人因此就变得很娇气。无论是桂枝加人参汤，还是芍药甘草汤，虽然不含一点止痛成分，但都是有补益作用的药。通俗点讲，是用这些补药，帮助身体返老还童，使身体自带的止痛功能恢复，各种疼痛导致的坏情绪也就自然消减了。